AMABLE DUBRAC

LES LOISIRS
d'un Docteur

CAUSERIES MÉDICALES
ET VARIÉTÉS LITTÉRAIRES

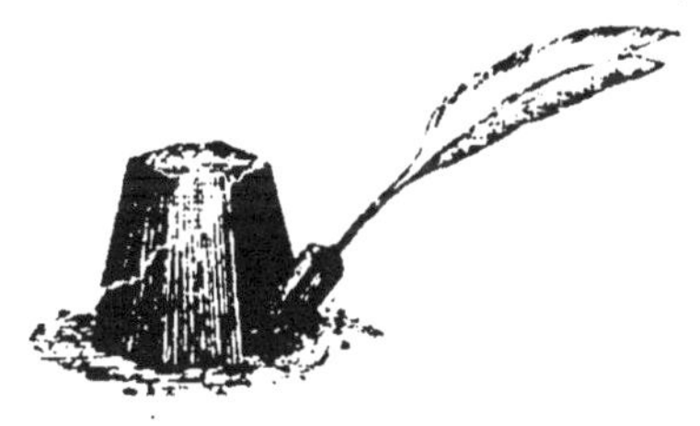

PARIS
LIBRAIRIE DE LA PROVINCE
35, rue Rousselet, 35

1895

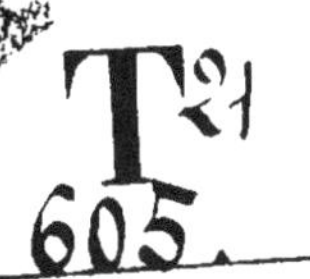

LES

LOISIRS D'UN DOCTEUR

AMABLE DUBRAC

LES LOISIRS
d'un Docteur

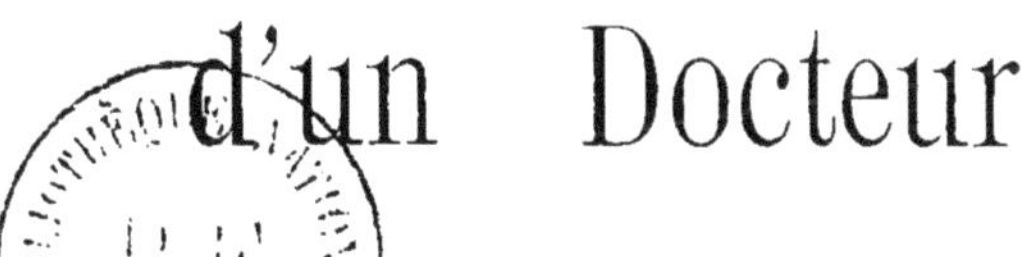

CAUSERIES MÉDICALES
ET VARIÉTÉS LITTÉRAIRES

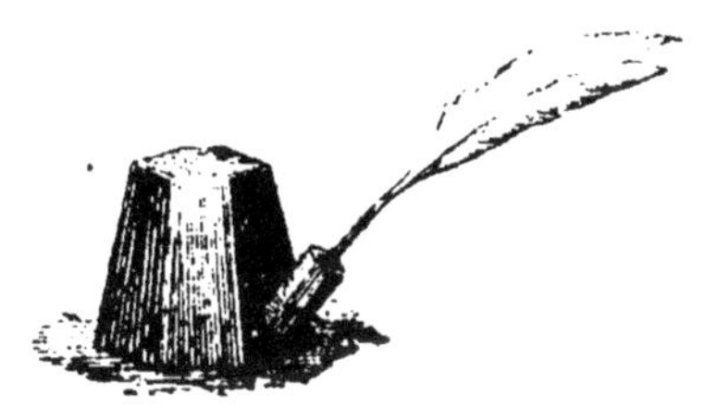

PARIS
LIBRAIRIE DE LA PROVINCE
35, rue Rousselet, 35

1895

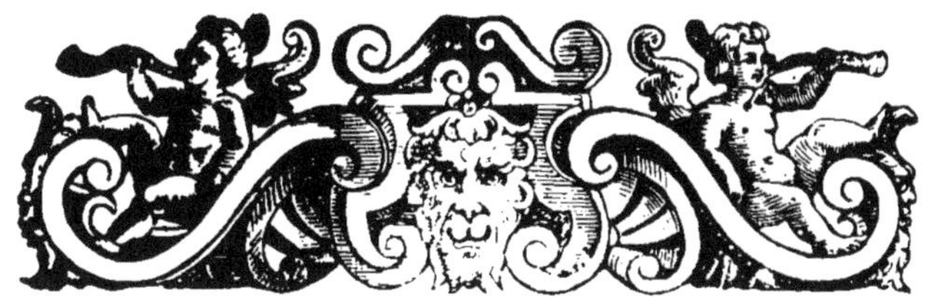

PRÉFACE

Ceci n'est pas un livre destiné aux vitrines des libraires, bien qu'il ait été écrit, en grande partie, pour l'instruction du public.

Un médecin, en effet, ne peut jamais se débarrasser complètement de sa tunique de Nessus : même en dehors de ses fonctions, quand il est pénétré de l'importance de son rôle, il ne peut s'empêcher de penser à ses malades et, s'il prend la plume pour charmer ses rares loisirs, il lui arrive encore souvent de parler médecine... Il s'attache seulement à donner à ses entretiens un tour original et humoristique, de façon à intéresser les gens du monde et à leur faire aisément digérer les quelques mots techniques indispensables au sujet. Remplissant encore ici sa tâche professionnelle, il..... dore la pilule à ses lecteurs, après l'avoir dorée à ses clients! Il sait bien, le malicieux disciple d'Esculape, qu'une phrase élégante, un trait d'esprit bien lancé ou une citation topique, feraient avaler même une digression scientifique! Et il se contente de quelques termes usuels.

C'est ainsi que les « Causeries médicales » du docteur Dubrac ont vu le jour dans diverses publications.

En les réunissant ici, il a voulu les préserver, non de l'oubli, mais de la destruction qui atteint fatalement les œuvres éparses çà et là...

Or, il est de ceux qui croient qu'un père doit laisser à ses enfants non seulement les biens de famille ou ceux qu'il a acquis par son travail, mais aussi l'héritage intellectuel qu'il a pu amasser. De la sorte, lorsqu'il aura disparu de la scène du monde, ce legs sacré perpétuera son image et son souvenir parmi les siens, et pourra les guider encore dans le sentier du Noble et du Beau.

Conseiller d'arrondissement, maire et délégué cantonal, le docteur Dubrac a été plusieurs fois appelé à présider des distributions de prix, et il a prononcé des allocutions pleines d'à-propos, de sagesse et de patriotisme, qu'il a voulu aussi recueillir.

Enfin, quelques articles de critique littéraire ou de littérature pure, et en particulier une charmante nouvelle du sentiment le plus élevé, complètent le volume.

L'ensemble en est donc attrayant pour tous et ne peut que rendre l'auteur sympathique à ceux qui ne le connaîtraient pas.

Quant aux amis auxquels le livre sera offert en souvenir, ils sont fixés depuis longtemps sur les mérites littéraires et sur les qualités morales de l'excellent docteur, et je n'ai nul besoin de faire ici son éloge. Je me borne à lui souhaiter des loisirs plus nombreux, afin qu'il puisse nous faire goûter plus souvent les fruits de son inspiration, toujours parfumés de poésie et de bonté.

Lucien DUC.

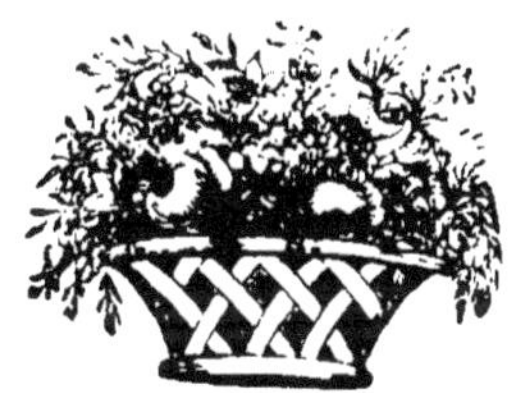

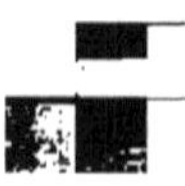

CAUSERIES MÉDICALES

DE L'HYGIÈNE EN GÉNÉRAL
et de l'hygiène de l'enfance en particulier

Hygiène vient d'un mot grec qui signifie sain. Cela vous est fort indifférent, avouez-le, mes aimables lectrices. Depuis la réponse d'Henriette à Vadius, nous savons votre amour pour la langue d'Homère ; aussi n'est-ce pas vous que vise ce préambule, mais un helléniste hargneux et matois qui lira ma causerie.

L'hygiène est vieille comme le monde. Elle a existé de tout temps, parce qu'elle est, en même temps que l'instinct de la conservation, le bien-être et la fierté du corps.

L'homme primitif avait son hygiène, et c'est pour combattre l'inaction, qui amène la déchéance des forces physiques, aussi bien que pour entretenir la vie, qu'il se livrait à la pêche, à la chasse et à la guerre.

1.

N'est-ce pas aussi dans un but d'hygiène instinctive qu'il ensevelissait ses morts, pour se soustraire aux émanations malsaines, aux miasmes dangereux des corps en putréfaction ?

L'hygiène est la condition essentielle de la vie et de ses progrès.

N'avez-vous pas maintes fois remarqué comme elle est observée chez les animaux à l'état sauvage, qui sont bien rarement malades et qui ne sont pas décimés par les grandes épidémies ?

Aussi, pour trouver chez les loups, les renards, les cerfs ou les dindons, des vétérinaires, des porteurs de seringue et des faiseurs de tisane, il faut aller les chercher chez Grandville ou chez Gustave Doré, dans leurs illustrations fines des fables de La Fontaine.

Il est vrai que les animaux domestiques ont une pathologie très riche, se rapprochant assez exactement de la nôtre.

Les animaux à l'état sauvage sont donc et plus sobres et plus sages que l'homme !

— Ah ! vous n'êtes pas sérieux, docteur ; rappelez-vous cette belle pensée d'un poète latin :

Os homini sublime dedit,
Jussit et crectos ad sidera tallere vultus.

Quoi qu'il en soit, dans le monde, on se sert du

mot hygiène sans bien se rendre compte de sa valeur.

Il est d'ailleurs assez difficile de le définir. Mais, voici la définition que je vous propose : « L'hygiène est un ensemble de règles à suivre pour assurer le fonctionnement normal et régulier de nos organes et prévenir les maladies dans les diverses conditions de la vie où nous nous trouvons. »

J. J. Rousseau dit que l'hygiène est moins une science qu'une vertu. Elle n'est ni l'une ni l'autre; elle est plutôt une étude personnelle et raisonnée des besoins de notre être, et dont l'application rigoureuse et méthodique nous conserve la santé, « le plus beau et le plus riche présent que nature nous sçache faire », dit Montaigne. Rien ne doit donc nous intéresser à un plus haut point.

L'homme n'est pas né pour la maladie, et nos cabinets, chers confrères, ne seraient pas toujours remplis de patients, si chacun se faisait à soi-même une bonne hygiène.

Oh! ne m'en veuillez pas! mes conseils ne seront pas suivis : ils ne vous ôteront pas un malade!

Cependant, vous tous qui pouvez vous préserver des maladies, faites-le donc! Et si, par votre impéritie ou votre négligence, vous vous laissez pincer, ce sera, hélas! tant pis pour vous, et tant mieux pour le médecin.

Mais l'enfant, cette frêle fleur, ce pauvre petit être qui ne peut se faire une hygiène, vous devez la lui faire, jeunes mères, avec les conseils du docteur, souvent le plus dévoué et le meilleur ami de la famille.

— Et comment deviner ses besoins, ses souffrances? Il vous les dira. Vous riez? ne riez pas: quand l'enfant souffre, il crie. Le cri de l'enfant est un appel à son secours.

Si vous donnez à vos fils au berceau des habitudes d'hygiène, ils les conserveront et ils deviendront capables de résister, un jour, aux luttes et aux fatigues de la vie.

Les femmes romaines trempaient dans le Tibre leurs nouveau-nés; les vêtements dont elles les couvraient étaient simples, légers et commodes. Dès leurs premiers pas, elles les habituaient à des exercices réguliers et gradués. Aussi, les Romains, robustes et infatigables, étaient-ils devenus les premiers soldats de leur temps, et c'est à cette éducation maternelle qu'ils durent la conquête du monde.

Les anciens, me direz-vous, sont les anciens, et nous sommes les gens d'aujourd'hui. Les usages et l'hygiène changent avec les climats, les époques et les civilisations, avec les milieux, enfin.

J'en demeure d'accord avec vous; aussi ne vous conseillerai-je point, jeunes mères, de baigner dans la Vienne vos jolis bébés, frileux comme des hirondelles. Mais je ne cesserai de vous répéter : « Des affusions froides, des affusions froides ! l'éponge mouillée, matin et soir, passée rapidement sur tout le corps de l'enfant. »

Ne les enfermez pas non plus dans vos chambres trop chauffées, où l'air est le plus souvent mal renouvelé.

Dès les premiers mois, promenez-les à la campagne, sur les boulevards, n'importe où, même quand il fait froid, même quand il gèle. Et ils ne contracteront pas dans un couloir, près d'une fenêtre ouverte, ou dans un jardin, des pneumonies, des bronchites ou des angines.

Il est vrai que vous serez privées de la visite du docteur, ce charmant magicien de la société moderne ; mais vous trouverez un ample dédommagement dans les gambades et les robustes cris de vos petits hommes.

Ne les abandonnez pas aux soins d'une surveillante ; n'ayez confiance qu'en vous-mêmes : rien ne vaut l'œil d'une mère !

Ne les prenez jamais avec vous dans votre lit, mères ! Le sommeil pourrait vous surprendre, et, à votre réveil, — ô spectacle déchirant et plein d'horreur ! — vous ne trouveriez peut-être à vos côtés qu'un petit cadavre enseveli sous l'oreiller.

Les berceaux sont faits pour les enfants ; c'est là qu'ils doivent toujours dormir, la nuit.

N'imitez pas non plus ces jeunes inexpérimentées qui leur font boire du champagne ou des liqueurs fermentées. Elles ne savent pas, les imprudentes mères, que le cerveau de ces petits êtres est plus sensible qu'une sensitive, et que l'alcool y peut produire d'irréparables ravages.

Mettez beaucoup de régularité et de discernement dans leurs repas : donnez-leur une nourriture en rapport avec leur âge, suffisante, jamais exagérée. Il faut modérer leur appétit et surtout ne pas céder à leur gourmandise des choses sucrées, car ce n'est pas avec des dragées et des gâteaux que l'on fait des estomacs solides.

Vous dirai-je, toujours à propos de l'hygiène de l'enfance, qu'il existait et qu'il existe encore dans des bourgades rebelles à la civilisation, de vieux errements, des coutumes avec lesquelles il faut rompre résolument.

Je vais vous en citer une bien originale de notre Limousin :

« C'était, il n'y a pas encore 50 ans, chez les matrones limousines, un usage, remontant sans doute à plusieurs siècles, d'aplatir la tête des enfants.

» Immédiatement après leur naissance, avec un foulard ou un bonnet à larges brides, elles leur serraient énergiquement la tête, qui se prêtait alors très facilement, par sa mollesse et son élasticité, à cette pression, que les nourrices continuaient pendant plusieurs mois ; aussi, nos petits Limousins avaient-ils la tête comme aplatie et des fronts fuyants. »

Le docteur Bardinet, avec son esprit charmant, prime-sautier, parfois malicieux, quand il narrait cette légende, ne manquait jamais de rappeler à ses élèves, comme un des plus beaux types de tête aplatie, celle de son éminent confrère, le professeur B***, qui était le premier à rire des spirituelles saillies de son ami.

L'avenir intellectuel de nos compatriotes a-t-il été compromis par les manœuvres traditionnelles, superstitieuses peut-être des matrones de jadis ? je n'en crois rien. Et malgré les railleries de Rabelais, de Molière et de Voltaire, je ne pense pas que les Limousins aient les idées plus étroites que les Gascons, et certainement, pour me servir d'un vers de Racine, ils savent, quand il faut, faire claquer leur fouet tout comme les autres.

Mais n'avez-vous pas été frappés plus d'une fois, vous qui observez les choses et les êtres, vous qui connaissez Paris, de la ressemblance morale existant entre le gamin de Paris et celui de Limoges ?

Le gamin de Limoges est bien le cousin germain

de « ce pâle voyou, au teint jaune comme un vieux sou » dont parle Barbier.

Il en a le débraillé cynique, l'allure gouailleuse et tapageuse, la riposte fine en même temps qu'obscène, à l'emporte-pièce.

Comme lui, il flâne sur les places et les boulevards, à l'affût du bourgeois gauche et grotesque, qu'il crible de ses épigrammes peu charitables, toujours acérées.

Il fume et boit l'absinthe pendant la journée, et la nuit, il s'achemine sans honte vers les mauvais lieux. Mais qu'un régiment vienne à passer, musique en tête, le voilà, électrisé, qui se réveille aux accents guerriers. Il suit les soldats avec crânerie, marquant le pas d'une allure martiale. Il est chauvin, et c'est beau d'être chauvin, c'est aimer sa patrie, c'est aimer sa mère ! Il est artiste jusque dans les croquis infâmes qu'il laisse sur les murs, comme les ordures de son esprit.

A-t-il reçu quelque instruction, quelques notions de dessin ou de peinture, vous le voyez couvrir de fleurs délicates nos porcelaines, qui sont de véritables merveilles et que nous jalouse le monde entier.

Dans ses veines, il a du sang de Jourdan et de Dussoubs ; il en a aussi de nos immortels émailleurs.

Après cette longue digression, vous me demanderez peut-être ce que je pense des maillots, et s'il ne vaudrait pas mieux, selon la mode anglaise, laisser s'ébattre les enfants, les membres en liberté, dans leur berceau : réflexion faite, j'en suis pour les maillots; mais je ne vous dirai pas, aujourd'hui, pourquoi : cela m'entraînerait trop loin.

Pénétrez-vous, femmes de France, des impérieuses nécessités de l'hygiène, et vous ferez de vos enfants des sujets vigoureux qui résisteront à la chaleur, au froid, à la faim, à la guerre.

Ils seront capables de défendre la patrie ; comme leurs aïeux, ils deviendront les premiers soldats de l'Europe et feront à jamais briller la gloire du nom français.

Et l'honneur vous en reviendra, ô femmes ! et, de siècle en siècle, on dira : « Si les Français furent si forts, si vaillants et si beaux, ils le durent à leurs mères !

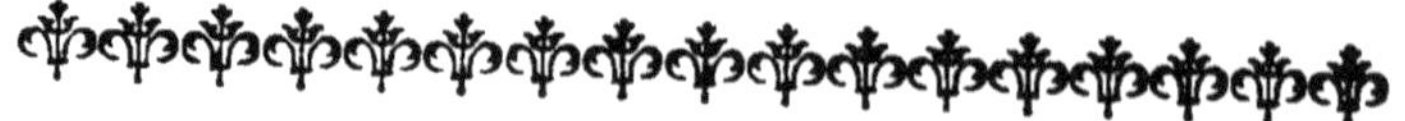

LES YEUX ET LA CONJONCTIVITE

Les Yeux

Je ne veux pas, mes chères lectrices, vous faire l'anatomie de l'œil, qui vous paraîtrait médiocrement intéressante : il faut pourtant bien que je vous dise quelques mots de la situation, de la structure et des mouvements de cet organe dont vous êtes si fières, à si juste titre.

Je serai très court. Je sais bien que la science à outrance est toujours la pierre d'achoppement pour le chroniqueur.

J'écris pour les gens du monde et non pour les médecins.

Il faut que je me mette à la portée de ceux qui me lisent, que je leur parle une langue familière et agréable, si je veux les intéresser.

L'œil est placé dans l'orbite, cavité osseuse destinée, avec les paupières et les cils, à le préserver des chocs extérieurs.

Il est formé d'une coque membraneuse et de deux

membranes différentes : l'une opaque, d'un blanc nacré, appelée *sclérotique* ; l'autre brillante et diaphane, nommée *cornée*.

Derrière la cornée se trouve l'*iris*, percé d'une ouverture dite *pupille*, par où passent les rayons lumineux.

La *conjonctive* est une membrane muqueuse unissant le globe de l'œil aux paupières.

Six muscles, véritables petits rubans de fibres musculaires, font exécuter à l'œil tous ses mouvements.

L'œil est l'organe qui présente la plus riche innervation : outre le nerf optique, en effet, il reçoit une quantité considérable de filets nerveux.

Et, quand je vous aurai dit que les points lacrymaux sont de petits orifices par où passent les larmes, je vous aurai fait un résumé très succinct de l'organe visuel.

Que de choses à dire sur l'œil, sans doute le plus parfait, le plus expressif, le plus indispensable de nos organes.

L'œil offre, entre le noir et le bleu, toute une gamme de nuances : « l'orangé, le jaune, le vert, le gris, le gris-blanc et bien d'autres encore » qui, sous l'influence de la lumière ou des passions, s'affaiblissent ou s'avivent étrangement.

D'aucuns disent que les yeux les plus beaux sont

les yeux bleus ; moi, j'aime mieux les noirs ; et, d'ailleurs, qu'importe la couleur ! les yeux les plus beaux sont toujours les yeux de celle qu'on aime.

Mais j'abhorre les yeux jaunes qui ressemblent à ceux des oiseaux de proie, et je déteste les yeux vairons comme les avait le tuteur de Rosine, vous savez bien, le docteur Bartholo.

« L'œil appartient à l'âme plus qu'aucun autre organe ; il semble y toucher et participer à tous ses mouvements, il en exprime les passions les plus vives et les émotions les plus tumultueuses comme les mouvements les plus doux et les sentiments les plus délicats. »

Cette définition de Buffon est aussi vraie qu'elle est sensible.

L'œil est le livre du cœur, la fenêtre ouverte par laquelle les voyants plongent jusque dans les profondeurs les plus mystérieuses de nos affections et de nos pensées.

Etudiez attentivement les yeux d'une personne, et vous y lirez sans peine son caractère et tous les mouvements de son âme.

Tenez, voilà Gobsec, le reconnaissez-vous avec ses paupières ridées et clignotantes, ses yeux de vieil or, louvoyant, insensibles aux beautés de la nature comme à toutes les émotions humaines ?

Vous lui parlez : il ne vous entend pas. Il voit

mourir, sans larmes, sa mère, son père, sa femme, ses enfants : rien ne le touche, rien ne peut troubler la froideur et l'étonnante fixité de son regard poursuivant sans cesse, dans un rêve infini, la possession toujours accrue des richesses. C'est l'avare ! l'avare de Balzac, comme celui de Molière ou de Plaute.

Voyez donc aussi ces yeux de linotte, petits et distraits, joyeux et coquets, passant sur toutes choses sans s'y arrêter, sans en garder l'image ; ces yeux de linotte sont les jolis yeux de la jeune Emma, la plus étourdie, la plus mignonne des petites femmes.

Vous ôtez votre chapeau, lecteur, devant ces fronts hauts et larges, sous lesquels, perçants et profonds, s'ouvrent deux grands yeux semblant interroger l'avenir ou lire dans les plus secrètes intimités de notre être. Ah ! c'est que ces yeux-là sont les yeux des grands génies, les yeux de Molière et de Victor Hugo, ces poètes doués de seconde vue.

Arrêtez-vous encore une minute devant ces yeux bleus, ombragés de longs cils, pleins de mélancolie, contemplatifs et souriants ; c'est sans doute en se penchant sur eux que Musset écrivit un jour :

Jamais deux yeux plus beaux n'ont du ciel le plus pur
Sondé la profondeur et réfléchi l'azur.

Les yeux, ces interprètes du cœur, comme les appelle Pascal, ont parfois des appels si impérieux qu'ils nous magnétisent et nous attirent irrésistiblement.

Qu'est-ce qui nous retient devant la *Joconde* de Léonard de Vinci ? Ce n'est pas l'harmonie ou la pureté de ses traits, ni son air de jeunesse ; ce sont ses yeux étranges pleins de mystérieux problèmes, ce sont ses yeux qui se laissent étudier longtemps avant de dire leur secret.

Aucune toile de Raphaël, même parmi ses plus belles, ne nous fascine comme la *Joconde*.

Et je ne crains pas d'écrire que je n'ai jamais vu dans les yeux des Vierges de Raphaël l'expression divine dont parlent ses admirateurs enthousiastes.

Je suis de l'avis de Théophile Gautier :

On sent que Raphaël, lorsqu'il les dessina,
Avait passé la nuit chez la Fornarina.

Si vous voulez des regards angéliques, pleins de céleste extase, il faut aller les chercher dans les yeux des vierges de Fra Angelico.

L'attrait des yeux est indicible ; c'est le plus puissant des aimants ; tout subit leur invincible charme, jusqu'à M. Jourdain, qui, séduit par ceux de Dorimène, fait appel au génie de son maître de philosophie pour traduire en beau langage cette pensée qu'il a trouvée tout seul : « Belle marquise, vos beaux yeux me font mourir d'amour. »

Les femmes d'Orient ardentes, dont la peau présente des tons chauds, comme on en observe chez les femmes de Giorgione et du Tintoret, ont les yeux les plus transparents, les plus veloutés.

Ils se couvrent parfois de moiteurs subites : leur éclat a quelque chose qui ensorcelle, en nous ouvrant les paradis rêvés ; les femmes du Nord, plus froides, semblent refléter dans leurs yeux les grands paysages des neiges et les glaciers éternels, ce qui ne les empêche pas de s'enflammer au souffle de l'amour.

Ah ! les yeux ! les yeux ! Ne vous dirai-je donc rien des larmes, cette liqueur amère et divine !

C'est, sans doute, après avoir lu Voltaire, qui a dit : « Quel rapport y a-t-il entre une idée triste et cette liqueur limpide ét salée ? » que Richepin, un grand poète, a commis le vers suivant :

O larmes, diamants du cœur, laissez-moi rire !

Mais je termine par cette pensée d'Alfred de Musset : « De mes plaisirs et de ma gloire, il me reste d'avoir pleuré. »

II

La Conjonctivite

Ah ! Madame, vos beaux yeux vont pleurer : vous avez une conjonctivite ; cela vous apprendra à aller vous promener par les nuits d'automne, dans votre parc, en côtoyant le lac brumeux.

Ce n'est pas un bobo, sachez-le bien, qu'une conjonctivite : vous en ferez trop tôt l'expérience. Il vous faudra garder la chambre et suspendre, pendant plusieurs jours, la lecture de vos auteurs favoris.

Vous n'éprouvez, aujourd'hui, qu'une cuisson légère avec du picotement ; vous n'avez qu'une sensation, peu gênante encore, de petits grains de sable irritant deux muqueuses, vos yeux sont larmoyants, vous ne distinguez plus nettement les objets ; vous voyez comme des arcs-en-ciel, et vos paupières, ces deux feuilles de roses, sont collées et polluées par du mucus, engluant les cils. Tout cela n'est ni bien inquiétant ni bien cruel.

Mais, demain, la maladie, suivant son cours, présentera des symptômes d'inflammation plus accentués ; votre conjonctive sera très rouge, congestionnée ; vos paupières seront rigides, tuméfiées, très douloureuses, et vos yeux se rempliront de larmes qu'il faudra essuyer à chaque instant.

Les picotements et la cuisson du début deviendront insupportables ; les petits grains de sable vous sembleront gros comme des grains de millet ; vous croirez même avoir de véritables grains de sable dans vos yeux, jusqu'à ce que votre médecin vienne vous expliquer que, ce que vous prenez pour un grain de sable, n'est en réalité qu'un petit vaisseau boursouflé de la conjonctive, enflammée et dépolie.

A ce moment, vous souffrirez certainement beaucoup, et l'inflammation, gagnant de proche en proche, pourra s'étendre jusqu'aux voies lacrymales et arrêter le cours des larmes ; et vous, si facile au découragement, vous commencerez à vous désespérer. Mais tout ce petit drame de la maladie durera peu ; le sinistre et douloureux cortège des symptômes inflammatoires s'effacera bientôt, et, sous l'influence du bon traitement de votre cher docteur, vous serez bien vite guérie et vos yeux reprendront avec leur limpidité si belle, toute leur bonté charmante.

Mais vous vous souviendrez, Madame, qu'il ne faut pas, même pour rêver des Lakistes et d'Ossian, s'asseoir, durant les nuits d'automne, auprès des eaux.

La fraîcheur des nuits d'automne ou de printemps n'est pas la seule cause de la conjonctivite. Il est assez fréquent de constater cette maladie à la suite des contusions ou des plaies de l'œil, ou, lorsque des corps étrangers, des poussières minérales ou végétales, viennent se loger entre la paupière et le globe oculaire.

Elle apparaît encore sans autres causes qu'une variation brusque de température.

Vous dirai-je aussi les précautions à prendre pour l'éviter ? Il ne faut jamais coucher près d'une fenêtre ouverte ou mal close. Si vous voyagez en chemin de fer, ne vous précipitez pas, en entrant en wagon, à la conquête du fameux coin si convoité par les dormeurs : c'est là, en effet, où l'on contracte des conjonctivites, des bronchites et des pneumonies.

Messieurs les fumeurs, si vous voulez conserver, en même temps que votre mémoire, l'intégrité de votre vue, n'ayez pas sans cesse la pipe ou la cigarette à la bouche. Je connais des fumeurs qui n'ont jamais pu se débarrasser d'une conjonctivite, parce qu'ils n'ont jamais voulu rompre avec l'habitude invétérée du tabac.

Je sais bien qu'ils me diront, avec Corneille, que le tabac est divin et n'a rien qui l'égale, qu'il est excellent contre l'influenza, et qu'enfin moi-même je fume au moins quarante grammes par jour de Maryland ! Faites ce que je vous conseille et ne faites pas ce que je fais !

Les rentiers sobres et prudents — ils ne le sont pas tous ! — peuvent se préserver de la conjonctivite ; mais les pauvres mineurs, les cureurs d'égout, condamnés par leur rude métier à vivre au milieu des émanations de l'ammoniaque et de l'hydrogène sulfuré, ne le peuvent pas, hélas !

Dans les fièvres éruptives, comme la scarlatine, la rougeole et la variole, on constate presque toujours de la conjonctivite.

On a vu aussi survenir des conjonctivites chez des gens qui, après de grands chagrins, se livraient à des lamentations interminables.

Comme le coryza, la conjonctivite peut passer à l'état épidémique et sévir en même temps sur un grand nombre de personnes. Cela se voit assez souvent dans les lycées, les prisons, les couvents, les casernes, les grands campements, partout enfin où il y a des agglomérations et où les conditions d'hygiène laissent à désirer.

On a cité comme épidémie remarquable de conjonctivite le fait suivant : « En 1792, les troupes du duc de Modène, ayant bivouaqué, une nuit, à Reggio, près d'un couvent exposé au nord et non loin de marais, furent gravement atteintes de cette maladie. »

Si elle est épidémique, il ne faut pas oublier qu'elle est contagieuse. Aussi, bébé n'embrassera pas sa maman sur les yeux, quand elle aura une conjonctivite.

Le traitement est des plus simples et réussit à merveille, lorsque la maladie n'est point passée à l'état chronique ou qu'elle n'est pas sous la dépendance d'une diathèse.

Je sais bien que des médecins ordonnent encore des lunettes bleues ou de larges visières vertes ressemblant à celles des casquettes de jockeys ; mais je me garderai, lectrices, de vous condamner à ce traitement vieillot et disgracieux.

Voici mon ordonnance :

1° Un bon régime tonique chez les lymphatiques et les débilités ;

2° Laver les yeux, matin et soir, avec de l'eau aussi chaude que les paupières pourront la supporter ;

3° Mettre dans chaque œil, trois fois par jour, deux gouttes du collyre suivant :

Acétate de plomb cristallisé, cinq centig. ;

Eau distillée de roses, dix grammes.

4° Porter devant les yeux un coquet bandeau d'étoffe noire. Mais, dans aucun cas, le bandeau ne devra boucher la vue, car il faut bien se garder de priver complètement les malades de lumière.

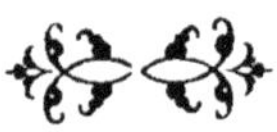

LE NEZ ET LE CORYZA

I

Le Nez

Le nez est l'organe de l'odorat; c'est lui qui, pour les transmettre à la membrane pituitaire, siège de l'olfaction, recueille les odeurs.

Placé au milieu du visage, au-dessous du front, au-dessus de la lèvre supérieure et au milieu des joues, il est triangulaire et ressemble à une pyramide dont le sommet ou racine se continue avec le front, et dont la base est percée de deux trous : les narines.

Ses faces latérales, ou ailes, réunies sur la ligne médiane par une soudure osseuse et fibro-cartilagineuse, forment une arête ou dos qui se termine en bas par une petite éminence nommée lobule.

Les formes et même les couleurs du nez sont bien diverses, et, malgré le mémoire touffu et très estimé du docteur Topinard, je ne puis me faire à l'idée d'une classification des nez.

2.

Autant d'individus, autant de variétés !

Classez, si vous voulez, des mains, des oreilles, des yeux, qui pourront se rapprocher plus ou moins exactement d'un type commun : des nez, jamais !

Tenez, en voilà un qui est tourné à droite ; on dirait qu'il a reçu un coup de vent, pour me servir de l'expression pittoresque d'une grande comédienne ; en voici un autre qui va à gauche. Mais regardez donc celui-ci, comme il est gaiement et finement retroussé ; c'est le nez le plus spirituel de Paris. Il possède « *vis comica* » au plus haut degré : il est à Coquelin ; — et celui-là, fortement recourbé comme un bec d'aigle, appartient à V*** qui joint, dit-on, à un véritable courage, un peu de férocité ; — et cet autre, large, pâteux, rubicond, s'affaissant, pour ainsi dire, sur la bouche, est revendiqué par M***, un financier obèse, qui aime la bonne chère, les bons vins et « le reste ! »

Mais, je vous en prie, admirez cet amour de nez. Il est bien un peu petit, mais comme il est mignon, et fin, et délié ! Il est le plus bel ornement du visage de la coquette Mlle N***, qui en est si fière !

Encore un, et ce sera le dernier ! Il est admirable, le nez de Mme Zed. Il se continue avec le front en une ligne droite, très pure, sculpturale. Comme il s'harmonise avec ses beaux traits ! Il ressemble vraiment à celui de la Vénus de Milo, ce type idéal créé par Praxitèle ou Phidias !

Quel organe original que le nez ! On n'en peut parler sans en rire, tant son côté difforme et grotesque l'emporte sur son côté sérieux et esthétique. C'est, du moins, mon humble avis ; c'était aussi, je crois, celui de Gavarni. Voyez les débardeurs !

Je suis souvent resté pensif et inquiet devant la laideur des nez, et j'ai été plus d'une fois tenté de m'écrier :

Dieu s'est mépris : plus je contemple
Les nez... plus il me semble aussi, comme à Garo,
Que l'on a fait un quiproquo.

Les grands nez sont, dit-on, l'apanage des races supérieures : il est vrai que les Grecs et les Romains en avaient de très longs. Exemple : Homère et Numa « Pompilius. »

Le vieil adage : « Jamais grand nez n'a gâté belle figure » a sans doute été vrai de tout temps ; car le roi Numa, avec son nez qui n'en finissait pas, n'inspira jamais d'aversion à la nymphe Égérie, qui venait souvent s'entretenir avec lui « des choses de l'Etat » et qui lui inspirait ses plus sages réformes.

Les Chinois et les Tartares ont le nez plat, court, écrasé ; méritent-ils le proverbe : « les sots n'ont pas de nez? » Je n'en sais rien ; je ne suis pas de ceux qui croient justes tous les adages qu'on a trouvés sur le nez.

Il y a eu des nez ridicules qui ont fait la fortune, la gloire ou l'orgueil de ceux qui les ont portés : celui de Hyacinthe, le désopilant comique du Palais-Royal, est de ceux-ci.

Rivarol appelait Hyacinthe : « Une espèce de bobèche qui n'a un nom que parce qu'il a un nez. »

Cet acteur peut montrer à vos yeux étonnés
Un petit obélisque à la place du nez.

L'histoire rapporte qu'un des ancêtres de Marcus Tullius portait au bout de son nez un pois chiche qui lui avait valu le surnom de Cicéron.

Quand l'auteur du *Dialogue sur l'amitié* aborda pour la première fois la tribune, ses amis lui conseillèrent de quitter ce surnom. Il leur répondit, dans sa fierté de jeune homme : « Je ne veux pas le changer, et je tâcherai de le rendre plus célèbre que celui des Scaurus et des Catulus. »

Mais, le plus souvent, les nez grotesques n'ont pas fait le bonheur de ceux qui les portaient : au contraire, ils leur ont souvent causé des humiliations, des tracasseries et même des... affaires !

Savinien Cyrano de Bergerac, homme de lettres du XVIIme siècle, en avait un si extraordinaire et si tourmenté qu'on ne pouvait le regarder sans en rire, et, comme il était fort chatouilleux sur le point d'honneur et qu'il n'entendait pas raillerie, il ne se passait pas une année sans que son nez ne lui rapportât un duel ou deux.

Vous rappelez-vous, lecteurs, la *Bibliothèque de mon Oncle*, ce chef-d'œuvre de Toppfer, plein d'humour et d'observations fines, et vous souvenez-vous du nez du précepteur de M. Jules, de ce nez avec une verrue agrémentée de poils hygrométriques, de ce nez que l'élève ne pouvait regarder sans rire au nez de son maître, M. Ratin, qui dévorait en silence sa cruelle humiliation ? Ah ! déplorable nez ! Impitoyable élève ! Pauvre M. Ratin !

Mais ce que vous ne pourriez peut-être jamais vous imaginer, c'est qu'un jour un jeune homme ait voulu se brûler la cervelle à cause de son nez !

M. J***, affligé d'un nez extravagant, dit bec-à-corbin, et fort amoureux d'une jeune fille qui l'avait plusieurs fois éconduit, apprenant qu'il devait ses refus obstinés à la difformité de son organe nasal, en conçut un violent chagrin et ne songea plus qu'à triompher des difficultés qui le séparaient de celle qu'il aimait.

Il songea — à quoi ne songent pas les amants, quand il s'agit de leur bonheur ! — que la science pourrait peut-être lui donner ce que la nature lui avait refusé.

Alors, il alla trouver Blandin, un des plus grands chirurgiens de l'époque, à qui il conta ses cha-

grins, en lui demandant les secours de la chirurgie pour lui faire un nez à peu près pareil à celui de tout le monde, un nez qui ne fût pas l'épouvantail d'une jeune fille, surtout de celle qu'il appelait déjà sa fiancée.

Blandin, interloqué par une telle demande, tenta d'abord de persuader à son client qu'il n'avait pas un nez si ridicule que cela et que, d'ailleurs, jamais opération semblable n'avait été pratiquée.

S'il en est ainsi, lui dit M. J***, je vais me suicider en sortant de chez vous.

Blandin réfléchit, examina ce nez désespéré, calma notre amoureux et lui donna rendez-vous pour le lendemain. L'opération fut faite et réussit à merveille. La jeune fille agréa-t-elle son fiancé après l'opération ? C'est ce que Blandin ne nous dit pas et ce qui serait pourtant très intéressant à savoir.

II

Le Coryza

Le coryza est l'inflammation de la membrane pituitaire qui tapisse les fosses nasales et ses dépendances.

Causé par l'humidité, les brouillards, les variations brusques de température, par l'impression subite du froid aux pieds ou à la tête, l'irritation de la muqueuse par des corps étrangers, il apparaît ordinairement en automne et en hiver. Mais on le contracte aussi très facilement au printemps, si l'on s'expose, tête nue, aux premiers soleils.

Il est contagieux, cela est certain ; aussi, Mlle Lili, quand vous en serez affligée, gardez-vous bien de recourir, pour essuyer votre charmant petit nez rouge, au mouchoir de votre maman ou à celui de votre petit frère Gontran, et surtout de boire, à table, dans le verre dc votre papa ; ce qui vous arrive quelquefois, quand il y laisse une goutte de liqueur.

Il est épidémique, cela n'est pas douteux non plus. Angalda en cite un exemple bien curieux : « A la suite d'un violent orage venant après plusieurs mois d'un temps très beau, la plus grande partie de l'armée française en fut atteinte. »

Le coryza débute par des picotements et des chatouillements insupportables, des éternuements fréquents, par l'écoulement, à travers les narines, d'un liquide incolore, transparent, d'une saveur salée, qui ne tarde pas à devenir épais, jaunâtre ou verdâtre et comme purulent.

Alors la muqueuse, d'un rouge très vif, se dessèche et se boursoufle ; les narines s'obstruent, la respiration est difficile ; la peau du nez et des joues se montre rugueuse, les yeux sont injectés et larmoyants, les lèvres brûlantes, fendillées, saignantes.

Les malades éprouvent une céphalalgie intense, des frissons suivis de sueurs, des bourdonnements d'oreilles avec troubles de l'ouïe, un brisement général, de la fièvre et quelquefois du délire.

Je me garderai bien d'oublier la perte de l'appétit et surtout celle du goût. Messieurs les gourmets, ne vous enrhumez point du cerveau, si vous voulez toujours bien apprécier une aile de faisan, arrosée de vieux Chambertin !

La durée de la maladie est en rapport avec le tempérament de celui qui la supporte et aussi avec la cause qui l'a produite ; mais, généralement, elle ne dépasse pas une semaine, à moins qu'elle ne passe à l'état chronique.

Dans les cas, heureusement fort rares, du coryza chronique, les accidents de la période aiguë s'aggravent et se compliquent : des croûtes épaisses et d'une dureté extraordinaire se forment dans les narines et obstruent les fosses nasales ; l'écoulement devient fétide, la voix n'est plus qu'un nasonnement, la respiration ne se fait plus que par la bouche ; la langue se dessèche et des étouffements se produisent avec une angoisse inexprimable.

La vie devient insupportable aux malades par les douleurs physiques et morales qu'ils endurent.

L'odeur, étrangement fade, qui se dégage de leurs narines tuméfiées, les éloigne de la société, et, perdant avec le sens du goût, de l'odorat et de l'ouïe leurs aptitudes intellectuelles, il ne leur reste plus qu'un profond dégoût de l'existence.

Le plus souvent, le coryza n'exige aucune espèce de traitement ; c'est une simple indisposition qu'on peut négliger sans inconvénients. Je crois même qu'on en est plus tôt guéri en continuant ses occupations au dehors, qu'en restant au coin du feu.

Cependant, les acteurs, les avocats, les prédicateurs, en un mot, toutes les personnes qui parlent en public et qui ont besoin de la netteté de leur voix, devront, si elles veulent lui conserver son timbre musical et normal, dès le début de la maladie, boire des infusions chaudes de fleurs pectorales et ne pas s'exposer au froid.

Je ne vous dirai pas la polypharmacie de la période aiguë. Moi, je n'emploie qu'un remède, mais il est héroïque : c'est un léger cataplasme de fécule, arrosé de teinture éthérée de valériane, que je fais appliquer très chaud sur le front et la racine du nez, le soir en se couchant.

Il est bientôt minuit ; je grelotte au coin de mon foyer éteint, je viens même d'éternuer, je vous quitte. Vous ne voudriez pas, j'en suis sûr, me faire gagner la maladie dont je vous ai parlé toute la soirée. Allons, bonsoir, bonsoir, lecteur !

Vale ! vale ! jusqu'à ma prochaine causerie.

L'INFLUENZA

Ils ne mouraient pas tous, mais tous étaient frappés.

C'est bien le cas, aujourd'hui, de rappeler ce vers de La Fontaine à propos de l'influenza, cette peste qui commence à jeter l'épouvante dans nos maisons.

Nul n'en est préservé, chacun lui paye son tribut, plus ou moins sérieux, selon sa résistance et le milieu hygiénique dans lequel il vit.

C'est un effroi général ; on s'aborde avec crainte, on a peur de se toucher la main.

Je rencontre un ami qui me semble soucieux. Qu'avez-vous donc ? lui dis-je. — J'ai, ou plutôt j'ai eu l'influenza, me répond-il, et malgré toutes les ordonnances de la médecine, je ne puis me refaire. — Et chez vous, comment va-t-on ? — Chez moi, ne m'en parlez pas ; c'est un affreux désarroi : ma belle-mère, une femme dont vous connaissez la rage froide passée à l'état chronique, est influenzée ; influenzée est aussi ma femme, qui garde le lit, influenzés sont encore mes enfants, qui toussent, éternuent, pleurent, crient, font rage à la porte de la chambre à coucher, pour en sortir ; influenzés tous mes serviteurs qui ne me servent plus ; influenzée, enfin, ma grand'mère qui, malgré juleps, loochs, vésicatoires, se meurt d'une pneumonie, la pauvre vieille !

Et je suis seul dans ma maison, en proie à mille angoisses, ne pouvant donner à chacun des miens les soins qui lui sont nécessaires.

Le fléau s'est étendu des cités les plus populeuses aux plus humbles hameaux. Paris subit déjà la loi commune, et un de mes malins amis me disait, hier, que la Chambre elle-même était grippée et qu'elle mettait un peu de sirop de gomme dans sa tisane amère, pendant que M. de Giers, le fin et courtois diplomate, sans bruit, sans efforts, par la seule pente des évènements, de concert avec le chef de l'Etat et les Ministres, resserrait les liens de l'amitié franco-russe, discrète quoique profonde.

Tout le personnel médical est en mouvement : les médecins des épidémies parcourent les villes et les campagnes pour étudier le mal sur place, pour suivre sa marche, pour arrêter ses progrès, pour l'enrayer dans la mesure du possible.

Et cette alarme universelle est l'ouvrage, non pas même d'un moucheron, mais d'une poussière organisée, d'un microbe.

Après ce long préambule, nous allons, si vous le voulez bien, mon cher lecteur, entrer dans le vif du sujet, aborder le côté scientifique de la question.

Et d'abord, la grippe et l'influenza sont-elles des maladies différentes ? Je n'hésiterai pas à répondre non. Influenza, grippe, catarrhe russe, fièvre catarrhale, épidémique, sont termes synonymes.

D'après de Thou, les premières épidémies reconnues, bien étudiées, nous seraient venues de l'Orient et se seraient répandues avec une étonnante rapidité dans tous les pays.

Depuis l'épidémie de 1830, qui envahit toute l'Europe, jusqu'à celle d'aujourd'hui, toutes ont eu la même marche. Elles se sont dirigées du Nord vers le Midi et de l'Est vers l'Ouest.

Il est bien difficile de dire à quelles causes on peut les attribuer ; les uns, avec Pasteur, croient qu'elles sont dues à des organismes infiniment petits, contenus dans l'air ; d'autres, pensent qu'elles sont le résultat des émanations de la terre et des germes empoisonnés existant dans les eaux, les brouillards et les rosées.

« Barbier, en 1732, faisait remarquer dans son journal historique et anecdotique du règne de Louis XV, que l'influenza avait paru, à Paris, après des brouillards produits par des vents remplis de malignité venus de l'Allemagne. »

Et il est certain que l'épidémie que nous traversons, aujourd'hui, nous est arrivée de l'Allemagne, où elle sévit dans le grand-duché de Posen depuis plus d'un mois.

L'influenza fait généralement son apparition vers la fin d'octobre, à l'époque de la chute des feuilles, au moment des pluies, des grandes variations et des grandes perturbations atmosphériques, et surtout dans la transition d'un froid brusque à une température presque douce.

Elle est très insidieuse à son début ; aussi les premiers cas sont souvent méconnus des médecins eux-mêmes, qui les confondent avec l'embarras grstrique, la bronchite et la fièvre typhoïde. Mais lorsqu'elle est en pleine période d'évolution, qu'elle s'abat de tous les côtés sur les villes et sur les campagnes, il n'est plus permis de la méconnaître. Elle pénètre dans toutes les classes de la société et elle atteint tous les âges, depuis l'enfant à la mamelle jusqu'au vieillard. C'est surtout dans les casernes, les couvents, les prisons, les lycées, en un mot partout où il y a de grandes agglomérations, qu'elle se répand avec le plus de rapidité et qu'elle offre un caractère plus grave.

Les symptômes de l'influenza sont très variés et très multiples, selon qu'ils appartiennent à telle ou telle forme de la maladie.

Elle débute par un inexprimable malaise, par de la lassitude, des frissons, de la fièvre, une douleur violente au front et à la nuque, un brisement général; par une toux opiniâtre, déchirante, par des douleurs articulaires, abdominales et lombaires, par de l'enrouement, de l'enchiffrènement, du coryza et de la bronchite : c'est la forme la plus commune, la forme simple, dite thoracique.

Mais il n'est pas rare de voir la maladie s'annoncer par des nausées, des vomissements, parfois incoercibles pendant plusieurs jours, par des coliques atroces, des crampes abdominales, une diarrhée abondante et fétide : dans ces désordres du tube digestif, les traits des malades s'altèrent et ils tombent dans un état comateux qui inspire les plus vives inquiétudes : c'est la forme abdominale.

D'autres fois, le cerveau se prend, des troubles nerveux apparaissent, se traduisent par des vertiges, de l'insomnie, du délire, par une constriction violente à la gorge, par des névralgies intenses et tout un cortège de symptômes qui ont pu souvent égarer le diagnostic du meilleur praticien : c'est la forme cérébrale.

Sans être une maladie dangereuse, l'influenza devient parfois fort grave par ses complications, et c'est surtout aux âges extrêmes de la vie.

Les complications les plus fréquentes sont celles

de l'appareil respiratoire : les congestions, les bronchites et les pneumonies qui, en affectant une forme lente et irrégulière, n'en sont que plus redoutables et font bon nombre de victimes.

Le plus souvent, les pneumonies consécutives ne sont pas des pneumonies contractées par imprudence dans le cours de l'influenza. Elles font partie intégrante de l'influenza et sont dans son essence même.

Une complication assez rare, que j'ai pourtant notée plusieurs fois dans l'épidémie actuelle, c'est une éruption miliaire siégeant aux poignets et ayant beaucoup d'analogie avec les éruptions de la rougeole et de la scarlatine.

La durée de la maladie n'a rien de précis. Elle est variable et en rapport avec sa forme, ses complications et l'âge des sujets qui en sont atteints.

Quoi qu'il en soit, voici un tableau de la durée de l'influenza, d'après les âges :

De 20 à 30 ans, 7 jours ; de 30 à 40 ans, 8 jours ; de 40 à 50 ans, 9 jours ; de 50 à 60 ans, 12 jours ; de 60 à 70 ans, 23 jours.

Ce tableau me paraît très fantaisiste et, me fondant sur les cas nombreux que j'ai observés en 1890 et 1891, je crois que l'influenza fait sentir ses effets dans l'économie pendant *au moins un mois*.

Dans la grande majorité des cas, elle se termine

par la guérison ; si parfois elle est suivie de mort, c'est presque toujours, chez les vieillards, par une complication de pneumonie, et, chez les enfants, par des accidents du côté du cerveau.

La convalescence est toujours longue et elle doit être surveillée d'une façon toute particulière.

Sans doute, il ne faut pas s'exagérer outre mesure le danger de la maladie ; mais il ne faut pas non plus la traiter par le mépris.

Les rechutes, qui surviennent par des complications pulmonaires, sont toujours graves et lentes à guérir.

La grippe laisse, longtemps après elle, une toux douloureuse et suivie d'une expectoration difficile ; longtemps après elle, les fonctions digestives sont mal remplies, le cerveau reste faible et incapable d'un travail intellectuel soutenu.

Elle laisse aussi fréquemment, chez les vieillards, des traînées de laryngite, de bronchite, de pneumonie catarrhale, qui finissent par passer à l'état chronique.

Un des caractères très nettement accusé de l'influenza, est de réveiller chez ceux qui en sont atteints leurs anciennes maladies, qu'ils croyaient tout à fait guéries, et de donner chez les goutteux et les tuberculeux le coup de fouet à de nouvelles poussées aiguës.

Et, chose importante à remarquer, une fois ces vieilles maladies réveillées, elles reprennent leur marche avec une intensité extraordinaire, pendant qu'autour d'elles disparaissent insensiblement les symptômes propres de l'influenza.

Le meilleur des préservatifs, s'il en existait, serait assurément la bravoure durant l'épidémie. J'ai remarqué que les peureux sont toujours les premiers pincés.

Cependant, les règles d'une bonne hygiène devront être la constante préoccupation des malades et de ceux qui vivent dans leur atmosphère contaminée.

Avant tout, l'on ne fera d'excès d'aucune nature. Il faudra se vêtir chaudement, prendre de l'exercice, éviter les lieux de rassemblement dans des locaux étroits et mal aérés, ne pas sortir dans les brouillards. Il sera avantageux de boire, avant et après chaque repas, un petit verre de rhum ou de vieille eau-de-vie, et de pratiquer, matin et soir, les ablutions d'eau froide alcoolisée ou phéniquée, préconisées par le professeur Chénieux, de Limoges, avec tant d'autorité et de vérité.

Il faut fumer ! Vous, les favoris de la fortune, allumez vos londrès et vos havanes exquis ; vous, mes braves ouvriers des usines et des mines, au sortir de vos ateliers où vous respirez un air vicié, bourrez vos vieilles pipes avec de bon caporal : la fumée du tabac tue les microbes qui dansent dans l'air humide que nous respirons et elle laisse dans le cerveau une langueur heureuse.

Et vous enfin, douces et placides créatures, hommes rangés, impeccables, qui frémissez d'horreur devant l'absinthe qu'adoraient Edgard Poë, Musset et Baudelaire, vous qui ne buvez ni rhum ni eau-de-vie, mais seulement une larme d'anisette, les soirs de carnaval ; vous dont le cerveau ne fut jamais troublé par les vapeurs de l'alcool et la fumée du Maryland, hommes précieux qui, n'ayant aucun vice, avez mille vertus, pressez entre vos lèvres votre tuyau de plume et fumez du camphre, ne serait-ce que pour rendre un honneur posthume au grand Raspail et pour vous donner une attitude.

La maladie acquise, faites un traitement rationnel et énergique ; ne vous lancez pas dans une polypharmacie toujours décevante, quelquefois dangereuse.

Voulez-vous savoir comment je procède ?

Dès le début de la grippe confirmée, j'administre l'ipéca à haute dose, qui nettoie les voies digestives et respiratoires, prévenant ainsi les complications gastriques et pulmonaires ; puis, associant l'antipyrine au sulfate de quinine dans un cachet limousin, j'en fais prendre jusqu'à ce que les douleurs de tête aient disparu et que les accidents du côté du tube digestif aient cessé. Je prescris un peu de tisane émolliente, et c'est tout.

Dans la période aiguë et inflammatoire, j'institue une diète sévère ; dans la convalescence, j'alimente par degrés et assez solidement mes malades. Je leur ordonne un verre à Bordeaux avant chacun des deux principaux repas, du vin de gentiane au madère avec addition de sirop d'écorces d'oranges amères.

Voilà, mon cher lecteur, ce que j'avais à vous dire de l'influenza. J'ai essayé de vous rendre intéressant ce sujet plein d'actualité. Y suis-je parvenu ? Hic jacet lepus !

Quoi qu'il en soit, dans ma prochaine causerie, que j'écrirai plus particulièrement pour mes lectrices, je traiterai « des engelures et de la main » et, pour finir par deux vers de La Fontaine :

Si de vous agréer, je n'emporte le prix,
J'aurai du moins l'honneur de l'avoir entrepris.

LA MAIN ET LES ENGELURES

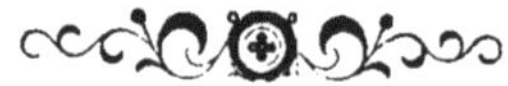

I

La Main

La faculté d'opposer le pouce aux autres doigts pour saisir les plus petites choses : telle est la définition de Cuvier. Geoffroy et Broca s'élèvent avec raison contre cette définition vague et incomplète : mais ils n'en donnent pas de meilleure ; d'où il ressort que la main est un organe indéfinissable, en raison même de son admirable mécanisme et de sa perfection anatomique.

D'aucuns ont semblé croire que la main était douée d'une faculté particulière, intelligente, manquant aux autres organes.

Rêveurs plutôt qu'observateurs attentifs, des physiologistes, séduits par ses miracles de dextérité et par les services si nombreux et si variés qu'elle rend, n'ont pas su comprendre, dans une réflexion profonde, que les actes qu'elle accomplit ne sont dus qu'à ses relations intimes avec le cerveau.

La main n'a de qualités intelligentes qu'autant que le cerveau lui en prête. Elle est à cet organe ce qu'un serviteur toujours obéissant est à son maître. Si le maître ne commande pas ou commande mal, le service n'est pas fait ou mal fait.

La même relation existe entre la main et le cerveau.

Et cela est si vrai, que cet organe, qui vous paraît, chez quelques-uns, plein de prestesse, de grâce et d'intelligence, vous semble chez d'autres si grotesque, si veule, si incohérent.

Certes, je ne suis pas de l'avis de Guitton, qui pense que l'intelligence s'accroît dans des proportions quasi mathématiques avec le développement de la main. Pourquoi pas avec le développement du nez ou de tel autre organe ?

Ce sont là des subtilités indémontrables qui ne servent qu'à encombrer la science et à entraver ses progrès ; mais, dans un autre ordre d'idées, j'ai souvent observé qu'on pouvait juger l'intelligence de bien des gens d'après leur manière gauche ou adroite de se servir de leurs mains.

Voulez-vous des exemples ?

G***, un jeune fashionable, tiré à quatre épingles, très épris de sa personne, est invité à dîner dans une riche maison. Il vient de se mettre à table. Il rayonne, il regarde autour de lui, il cherche

s'il peut se rendre utile, s'il peut aller au devant des désirs de chacun, toujours et quand même. Le verre de sa voisine est vide ; il songe qu'il s'en est aperçu trop tard et vite il lui offre du vin, qu'au lieu de verser dans son verre il répand sur la nappe. Alors, il perd la tête. Il veut réparer sa maladresse, il s'excuse en balbutiant des paroles aussi incohérentes que ses mouvements, et, tout en se démenant, il fait tomber à terre son assiette, qui se brise...

Et tout le monde sait que G*** est un niais qui n'a jamais eu ni volonté, ni idée.

Je suis en wagon ; je lis, suivant mon habitude, quand, à la gare de Carcassonne, montent, dans mon compartiment, une jeune femme et un jeune homme, qu'à leurs minauderies, à leur marivaudage, à leur attitude enfin, j'ai bien vite reconnus pour des époux tout neufs. Ils s'installent chacun dans un coin, en face l'un de l'autre ; moi, je continue ma lecture.

Cependant la jeune femme prie son mari de chercher un itinéraire. Celui-ci s'empare aussitôt de l'indicateur et se met à tourner les feuillets de-ci, de-là, au commencement, au milieu, à la fin, d'une main fiévreuse et désordonnée, sans jamais trouver ce qu'il cherche.

Comme elle est maladroite, cette main qui se débat dans ces feuillets ; on sent bien qu'elle tâtonne, qu'elle est comme dans les ténèbres, qu'elle n'est point pénétrée par le fluide pondérateur et intelligent d'un cerveau bien organisé.

Mais la jeune femme, un peu confuse et étonnée, rougit et, tout en m'observant, pour savoir si j'ai suivi la gaucherie de son mari, elle lui chuchote : « Laisse-le, va ! »

Vous êtes bien curieux, lecteur, et vous me dites déjà : Quel est donc ce jeune homme ? Mais vous le connaissez, vous le rencontrez tous les jours, au concert, au théâtre, au bal, au bouge aussi bien qu'à la taverne, à la ville comme à la campagne, un peu partout enfin. Il change d'attitude, de vêtements ou de langage ; mais, au fond, il est toujours le même, c'est le déséquilibré, l'être inharmonique, inutile à la société.

Antithèse ! Assise à l'ombre des saules, rêvant de frais cottages, au bord des lacs limpides, Mme Zed est à la campagne. Elle vient d'avoir trente ans. Une gerbe de fleurs, fraîchement cueillie, est auprès d'elle : voici la pervenche qu'aimait Jean-Jacques, les myosotis chers à Alphonse Karr, les muguets, les églantines, les chèvrefeuilles, les lilas. Elle fait un bouquet. Voyez avec quel goût elle arrange ses fleurs, comme chacune d'elles vient artistement prendre la place qui lui convient ; ses

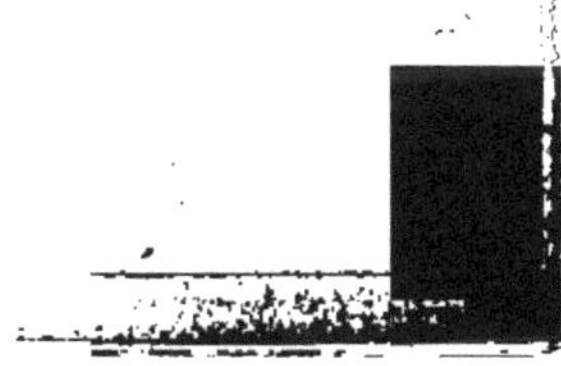

yeux suivent sans effort les mouvements de ses doigts, qui se jouent avec une aisance gracieuse dans les plus petits espaces, sans froisser un pétale, sans détacher un pistil.

Le bouquet est fini ; son regard le caresse avec un peu d'orgueil. Elle a fait un chef-d'œuvre, et chacun, en le lui regardant faire, a également admiré sa sûreté de main et sa sûreté de goût. Mme Zed passe, à juste titre, pour une femme d'esprit et d'une intelligence supérieure.

Je vous citerais encore bien des exemples, mais je n'en finirais pas et peut-être je ne parviendrais pas à vous convaincre.

De temps immémorial, la main a excité un vif enthousiasme chez les philosophes, les physiologistes et les poètes.

Vous dirai-je la foi naïve, pourtant profonde, qu'y attachaient Aristote, Anaxagore, Platon, Galien et tout le moyen âge ?

Dans le culte de Mahomet, la main devient un symbole. Elle signifie la main de Dieu. Elle porte bonheur à ceux qui la vénèrent et elle les préserve des dangers.

Jadis, en Espagne — et cela se voit encore dans quelques bourgades de l'Andalousie — toutes les femmes, sans distinction de classe, portaient à leur collier des mains-bijoux, faites avec des pierres fines ou des métaux précieux.

A Grenade, sur une des portes de l'Alhambra, il existait, dit-on, autrefois, une main sculptée dans une plaque de marbre, avec cette inscription au-dessous de la plaque: « Que tous veillent à la défense de la main et protègent ses cinq doigts. »

Mais abordons le côté le plus curieux, sinon plus scientifique de l'histoire de la main.

La femme, née magicienne chez tous les peuples et dans toutes les sociétés, séduite par le merveilleux dont son esprit est sans cesse avide, a trouvé toute une science dans la main : je veux parler de la chiromancie, dont il faut bien que je vous dise quelques mots.

Voulez-vous lire dans l'avenir? Appuyez sur ce livre la face dorsale de votre main gauche, en écartant légèrement les doigts : le pouce, l'index, le médius, l'annulaire et l'auriculaire. Et maintenant regardez dans la paume de cette main : qu'y voyez-vous? Une, deux, trois lignes à peu près horizontales, la première partant de l'articulation métacarpo-phalangienne de l'index, et se terminant au niveau de l'articulation métacarpo-phalangienne de l'auriculaire : c'est la ligne de cœur; la deuxième, un peu au-dessous de la première et divisant la paume de la main en deux parties égales : c'est la ligne de tête; la troisième, un peu moins horizontale que les deux autres et englobant toute l'éminence Thénar : c'est la ligne de vie ; et enfin une ligne verticale, partant du poignet et venant se terminer à la racine du médius par des arborisations ténues, après avoir coupé les trois lignes horizontales : c'est la ligne de la fatalité.

Je ne parle pas d'une quantité innombrable de petites lignes irrégulières et disséminées, formant des réseaux d'une extrême finesse.

Les quatre grandes lignes figurent un M majuscule un peu tronqué, dont les deux jambages sont représentés par les lignes de vie et de cœur, dont l'angle aigu, se reliant à l'extrémité des deux jambages, est formé, du côté du pouce, en dehors, par la moitié supérieure de la ligne de tête, et du côté des autres doigts, en dedans, par le tiers supérieur de la ligne de fatalité.

Eh bien ! lectrice, c'est sur ces lignes plus ou moins profondes, plus ou moins marquées, dans leurs dispositions, leurs rencontres, leurs coupures, leurs caprices, dans leurs espaces et aussi dans les caractères des doigts, que vous pourrez, avec beaucoup de foi et un bon traité de chiromancie, chercher vos destinées dans votre main !

Que faut-il penser de cette science, me direz-vous? Dame, mes chères lectrices, c'est une affaire de sentiments! Moi, je n'y crois pas, mon ami N*** non plus ; mais on y peut bien croire, quand Napoléon Ier, qui n'était pas précisément un esprit pusillanime, y croyait.

Le sceptique Béranger avait un faible pour la chiromancie.

Rappelez-vous « l'Egyptienne », lisant dans la main de Bonaparte enfant les grandes destinées de l'empereur futur :

> Voyons ta main, mon enfant, et crois-moi
> Quand je dirai : « Tu seras plus que roi ! »

Quoi qu'il en soit, je ne vois jamais une jolie main comme la vôtre, par exemple, Madame, sans songer à ces strophes exquises de Théophile Gautier :

> Impériales fantaisies,
> Amour des somptuosités ;
> Voluptueuses frénésies,
> Rêves d'impossibilités ;
>
> On voit tout cela dans les lignes
> De cette paume, livre blanc,
> Où Vénus a tracé des signes
> Que l'amour ne lit qu'en tremblant.

Quelle élégance, quelle souplesse ! En regardant passer sur les touches d'ivoire vos mains, jeunes Françaises, on songe aux ailes de l'oiseau !

Aussi, je partage très volontiers l'engouement général pour la main, et puisqu'elle est si belle, si précieuse, puisqu'elle est magnétique, puisqu'elle est le sceptre des... « Mais je m'arrête, je rougirais de honte d'achever la pensée de l'auteur de Mlle de Maupin ; » puisque c'est elle que la jeune fille abandonne à son fiancé comme premier gage de foi et d'amour ; puisqu'elle est adorable, puisqu'elle est le nid des caresses, je vais vous donner les moyens de la préserver ou de la guérir des engelures.

II

Les Engelures

Les engelures ne sont, en réalité, qu'une congélation du premier degré, bénigne et locale.

Elles se manifestent par un gonflement de la peau et du tissu cellulaire sous-cutané, avec une couleur d'un rouge vineux, bleuâtre, quelquefois livide : un engourdissement douloureux, des fourmillements et des démangeaisons insupportables les accompagnent.

Elles se manifestent le plus souvent aux mains ; cependant, il n'est pas rare de les rencontrer aux pieds, aux oreilles et même au nez.

Elles apparaissent ordinairement à la fin de l'automne, avec les premiers froids un peu vifs, et choisissent de préférence pour victimes les jeunes femmes chlorotiques et les enfants d'une constitution débile, strumeuse ou lymphatique.

Elles ont pour cause une mauvaise hygiène, l'inaction, les prédispositions héréditaires et surtout, avant tout, la transition brusque du froid au chaud.

Larrey a rapporté qu'une élévation de température produisait des démangeaisons et de la douleur aux pieds chez des soldats qui, quelques jours auparavant, avaient fait de longues marches dans la neige, sans éprouver aucun de ces symptômes.

Si vous voulez vous préserver des engelures, il faut, dès les premiers frissons de l'hiver, ne pas garder la chambre, activer par la gymnastique et la marche, la circulation ralentie ; vous acclimater, pour ainsi dire, insensiblement et par degrés dans la température ambiante et éviter — ce qui est le point capital — le passage de la chaleur à une température froide.

Si, malgré les précautions indiquées, vos blanches mains, jeune lectrice, s'engourdissent, se tuméfient, fuyez la tiédeur de vos chamhres ambrées et n'écoutez pas les commères qui vous vanteront les applications chaudes de drogues plus ou moins fantaisistes.

Frottez-vous, au contraire. les mains avec de la neige — si vous en avez — ou, au moins, avec de l'eau très froide. Mais que les frictions soient douces et modérées. Il faut toucher avec les plus grandes précautions les tissus froissés ou dépolis par le froid.

S'il survient de l'inflammation, continuez quand même l'usage de la neige ou de l'eau froide qu'insensiblement et graduellement vous élèverez à une température plus haute. Jamais de pommades, d'onguents ni d'opiats !

Vous pouvez aussi recouvrir les surfaces douloureuses et enflammées de linges très fins, mouillés d'une légère solution d'acétate de plomb.

En dépit des remèdes, si vous voyez apparaître des ampoules vésiculeuses, transparentes : employez toujours les réfrigérants ; mais si la liqueur des vésicules devient roussâtre, sanguinolente, fétide, faites-la sortir par des piqûres d'épingle.

Si, enfin, tous ces moyens, qui sont à votre portée, échouent, n'hésitez pas un seul instant à demander les soins de votre médecin, qui sera alors votre meilleur conseil.

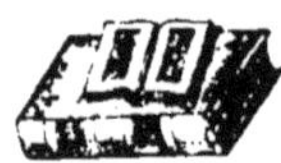

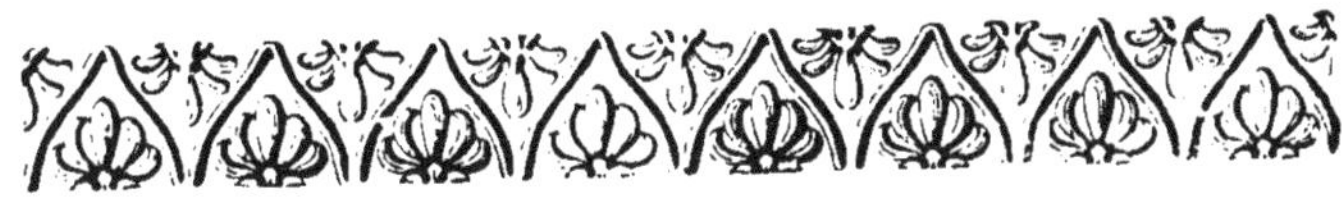

DE LA MORTALITÉ

DANS

QUELQUES GROUPES PROFESSIONNELS

A LA CAMPAGNE

Mémoire lu à la Sorbonne

AU CONGRÈS DES SOCIÉTÉS SAVANTES DE 1887

SECTION DES SCIENCES ÉCONOMIQUES ET SOCIALES

Au premier abord, la question semble facile à résoudre : c'est qu'on la voit superficiellement et que l'esprit ne peut l'embrasser sous ses aspects divers et dans toute sa complexité changeante.

Je ne dirai pas qu'elle est tout à fait insoluble, comme l'ont pourtant prétendu des esprits studieux, mais j'avouerai volontiers que le doute et l'hésitation sont permis, devant la mobilité et l'inconstance des résultats acquis jusqu'à ce jour.

La mortalité professionnelle ou générale est sujette à mille variations, elle se modifie sans cesse.

Elle tient à tant de causes diverses et cachées : à l'âge, au sexe, aux milieux, à nos passions, aux chocs imprévus des évènements physiques ou moraux, qu'il est en effet bien difficile de la fixer sérieusement.

Pour établir des règles concluantes, il faudrait étudier des individus de même âge, de même sexe, de même tempérament, vivant dans les mêmes milieux et exposés aux mêmes émotions morales : ce qu'il est vraiment impossible de faire.

La perfection n'étant pas de ce monde, il ne faut donc point la chercher dans la statistique plus qu'ailleurs.

Cependant, je crois qu'avec une observation sagace, avec du temps, de la patience et une scrupuleuse exactitude dans la recherche et le classement des faits, on peut arriver à des chiffres qui se rapprochent beaucoup de la vérité, et d'où il serait permis de tirer des déductions pratiques pour améliorer le sort de l'humanité et prolonger sensiblement la durée de la vie.

Il faudrait faire un appel à tout le corps médical de France.

Chaque médecin, dans sa sphère grande ou petite, devrait fournir, à la fin de l'année, un mémoire où seraient consignées ses observations sur tous les sujets qu'il aurait soignés.

Il dirait leurs maladies, les causes de ces maladies, le sexe et l'âge des malades, leurs professions, les influences diverses pouvant agir sur eux et enfin les décès et leurs causes.

La mortalité de chaque mois serait fixée, en tenant compte des épidémies régnantes et des saisons.

Tous les mémoires, adressés d'abord au chef-lieu du département, seraient ensuite transmis à Paris, pour servir de base à une statistique générale vraiment instructive.

Que d'utiles préceptes d'hygiène générale et locale ne tirerait-on pas de cette statistique !

Et ne croyez pas que la réalisation de ce vœu fût bien difficile à obtenir : le travail demandé, fait régulièrement tous les jours, ne prendrait pas un quart d'heure à chaque médecin, et il n'y en a certainement pas un en France qui refuserait son concours.

— C'est tout simple, me dira-t-on peut-être, et bien d'autres que vous y ont songé.

Pourquoi, dès lors, les puissants de la science, d'où doit venir l'impulsion féconde, ne poursuivent-ils pas ce projet ?

Hélas ! c'est l'apathie qui nous perd. En France, chacun compte trop sur son voisin, et personne ne parle, et surtout personne n'agit ! C'est par ce dé-

faut d'initiative, c'est par cette paresse coupable qu'un peuple en arrive à perdre insensiblement sa grandeur, aussi bien en politique que dans les arts ou les sciences.

Mais je reviens à mon sujet.

Je ne sais rien ou presque rien de magistral, qui ait été écrit sur la mortalité dans les diverses professions. Cependant, je ne puis passer sous silence, toutes défectueuses qu'elles soient, les quelques études qui ont été tentées sur cette question.

Ainsi, — et cela est exact — on a noté des différences remarquables dans la mortalité aux différents âges de la vie : on a prétendu que, de 35 à 45 ans, pour mille individus de chaque profession, il succombait six ministres du culte ou magistrats, tandis que la mortalité du même âge s'élève de neuf à douze pour les ouvriers des divers métiers, à treize pour les mineurs, à quatorze pour les médecins et à dix-neuf pour les débitants de boissons alcooliques.

On a dit aussi que les riches avaient une mortalité très restreinte pendant la première enfance et pendant la vieillesse ; mais qu'aux âges de virilité, de 35 à 45 ans par exemple, leur mortalité dépassait celle des professions ouvrières les plus humbles.

La dernière partie de cette assertion n'est pas soutenable : la mortalité à la campagne et dans les classes ouvrières pauvres de nos petites villes, dépasse de beaucoup celle des classes riches, à n'importe quel âge, et j'espère bien mettre cette vérité en lumière dans le modeste mémoire que je vous présente aujourd'hui.

Et d'abord, je ne veux ni ne puis embrasser dans cette étude le cadre immense de la mortalité dans toutes les professions.

Médecin, depuis quinze ans, dans une petite ville du Limousin, je vous dirai ce que j'ai observé ; je vous exposerai des faits recueillis avec soin, et je vous donnerai, je l'espère, une idée exacte de la mortalité professionnelle dans notre ville, dans nos bourgs et nos hameaux.

J'ai divisé mon travail en trois grands groupes professionnels :

1° Les laboureurs, cultivateurs, ou hommes des champs, si vous aimez mieux, et je comprends dans ce groupe les hommes et les femmes à partir de seize ans ;

2° Les artisans ;

3° Les rentiers, auxquels j'ai joint 3 professeurs.

J'ai aussi donné, avec le sexe, l'âge moyen de chaque groupe et par maladie : ce qui ne m'a pas coûté un mince travail.

Dans le cadre déjà assez large de 5 000 malades, j'ai trouvé 293 décès, renfermés dans le tableau suivant :

MALADIES	Hom. des champs	Artisans	Rentiers	Totaux	Age moyen	Femmes	Hom.
Pneumonie	45	5	2	52	56	11	41
Phtisie	40	35	6	81	37	22	59
Mal. du cœur	12	2	7	21	65	5	16
Cancer	14	10	7	31	64	17	14
Fièvre typh[de]	4	4	3	11	32	6	5
Suicide	0	8	3	11	53	5	6
Paralysie	4	10	7	21	67	3	18
Syphilis	1	8	1	10	59	1	9
Catarrhe	3	2	0	5	60	2	3
Congest. pul.	2	0	0	2	35	2	0
Accidents	1	2	0	3	53	0	3
Aliénat. ment.	2	1	2	5	40	0	5
Mal. de vessie	3	2	0	5	70	0	5
Piq. de vipère	2	0	0	2	55	2	0
Hernie	3	0	0	3	72	0	3
Entérite	1	0	0	1	50	1	0
Péritonite	3	0	0	3	28	3	0
Psoriasis	1	0	0	1	73	1	0
Pleurésie tub[se]	1	0	1	2	23	0	2
Rougeole	1	0	0	1	36	1	0
Albuminurie	4	4	1	9	55	3	6
Erysipèle	0	0	1	1	75	0	1
Méningite	1	1	1	3	19	2	1
Dysenterie	3	0	0	3	37	2	1
Infection pur[te]	1	0	0	1	45	1	0
Embolie	0	1	0	1	43	1	0
Alcoolisme aigu	0	1	0	1	65	0	1
Gangrène	1	1	0	2	73	1	1
Angine couen.	1	0	0	1	54	0	1
TOTAUX	154	97	42	293		92	201

Il ressort de ce tableau que, dans notre région, la pneumonie et la phtisie sont les maladies courantes, et que les cultivateurs en sont les premières et les plus nombreuses victimes.

Du mois de février à la fin de mai, mais surtout en mars, la pneumonie sévit, ici, avec une cruelle intensité, parce que nous avons, à cette époque de l'année, de brusques changements de température.

En mars, il fait des matinées charmantes : le soleil est chaud, l'air tiède, le ciel très pur. Séduits et trompés par cette température, les cultivateurs se répandent dans les champs et travaillent, ayant quitté vestes et gilets... Mais, soudain, la scène change : le ciel se voile de nuages ; des souffles chargés d'humidité traversent l'atmosphère refroidie ; les herbes naissantes et frileuses frémissent sous le vent glacé... et les malheureux cultivateurs surpris en plein champ, tout en sueur, à la première bouffée d'air froid qu'ils respirent, ressentent une vive douleur au côté. Ils rentrent chez eux, tout grelottants ; ils toussent, vomissent, crachent du sang : c'est la pneumonie qui les tient.

Cette affection est meurtrière chez nous, comme elle l'est d'ailleurs dans les grandes cités, non pas tant par sa gravité en elle-même, que par les imprudences que commettent ceux qui en sont atteints.

Il est bien difficile, en effet, de persuader à un paysan que, pour guérir, il faut observer une diète de huit à dix jours.

Rester aussi longtemps sans manger *du solide !* mais c'est la famine, c'est la mort ! Et puis, ne serait-ce point prolonger la maladie ? Et les travaux des champs qui sont en souffrance, et la récolte à protéger, et la famille à nourrir !...

Et, malgré le médecin, l'indocile malade se tuera souvent en avalant trop tôt une soupe aux choux.

Ce que je dis pour nos pauvres campagnards n'est-il pas vrai aussi, d'ailleurs, pour les trois quarts des gens du monde, avec cette différence que le riche n'a pas les excuses du paysan à invoquer :

Monsieur le marquis a gagné, en sortant du bal ou du théâtre, une pneumonie : on appelle aussitôt une célébrité médicale qui n'oublie jamais, en remettant son ordonnance, de prescrire expressément la diète.

Tout se passe à merveille jusqu'au cinquième ou sixième jour ; mais l'appétit se réveille, le malade va mieux. Il a une soif intense et il se plaint amèrement qu'on le laisse mourir de faim. Il va jusqu'à s'écrier que cela devient intolérable et que le médecin n'a pas le sens commun.

Que faire ? Madame la marquise, ne voulant ni se brouiller avec la Faculté, ni déplaire à son cher malade, se dit : « Bah ! un biscuit, un verre de château-Laffitte et quelques quartiers d'orange glacée, ce n'est pas manger, cela ! et puis, le docteur sera bien malin s'il devine ce que nous avons fait... »

Le lendemain, le docteur trouve son malade agité, avec une forte fièvre, toussant beaucoup, ne crachant plus : la pneumonie, hier en voie de résolution, a repris son cours aujourd'hui, et la vie du malade est de nouveau en péril...

Ainsi donc, à la ville comme à la campagne, le malade atteint de pneumonie meurt souvent par imprudence.

Encore une difficulté pour la statistique de la mortalité professionnelle ! Et, en effet, est-ce à la profession qu'il faut attribuer la mort ? Certes non : c'est à l'impéritie et à la désobéissance du malade.

Que de morts prématurées seraient évitées, si l'on mettait toujours une confiance absolue dans le médecin !

Il y a plus de quinze ans que j'essaie de faire entrer dans la cervelle de mes paysans ces vérités si importantes pour eux : j'y réussis un peu ; il y a progrès, et j'ai la certitude et la satisfaction intime d'avoir sauvé bien des malades atteints de pneumonie, plus par mes conseils pressants que par mes prescriptions médicales.

Si les femmes y sont moins sujettes que les

hommes, c'est qu'elles ne travaillent pas comme eux dans les champs.

Tandis que nous avons quarante-cinq cultivateurs morts de pneumonie, nous ne trouvons que cinq artisans (deux boulangers, un aubergiste, un épicier et un cordonnier) et deux rentiers.

D'où vient cette effrayante différence ?...

Evidemment, de ce que ces derniers ne sont pas exposés, dans leurs travaux, aux variations atmosphériques.

La moyenne de l'âge de la mort dans la pneumonie, calculée sur les 52 cas, à partir de 17 jusqu'à 85 ans, ressort à 50 ans.

Je me suis bien étendu sur la pneumonie ; mais elle nous intéresse tant, qu'on voudra bien me pardonner ces longueurs.

La phtisie, qui fait de si terribles ravages dans notre humide et malsaine contrée, pourtant si belle et si pittoresque dans les beaux jours, la phtisie, dis-je, est héréditaire. Cependant, il n'est pas très rare de rencontrer des phtisies acquises.

Sur les 81 cas relevés dans mon tableau, nous trouvons quarante cultivateurs, trente-six artisans (*) et cinq rentiers. En tenant compte de la population du pays et du nombre des individus ap-

[*] Dans les 36 artisans, on trouve : 12 maçons, 5 domestiques, 4 aubergistes, 4 meuniers, 4 couturières, 2 épiciers, 1 maréchal-ferrant, 1 sabotier, 1 boulanger, 1 cuisinière et 1 instituteur.

partenant à chaque groupe, ces chiffres donnent une proportion de 8 pour o/o pour les hommes des champs, de 6 1/2 p. o/o pour les artisans, et de 5 p. o/o seulement pour les rentiers. Allez donc soutenir, après cela, que la richesse donne autant de décès — même de 35 à 45 ans — que la misère !

Là encore, la mortalité est bien plus grande chez l'homme que chez la femme, et elle me paraîtrait même exagérée, si je n'avais moi-même rassemblé tous les faits avec la plus rigoureuse exactitude.

Nous ne trouvons, en effet, que 22 cas de phtisie chez la femme, tandis qne nous en remarquons 59 chez l'homme.

Une maladie encore fréquente dans notre pays, c'est le cancer.

A quoi est-il dû ?.. Sans doute à la nourriture insuffisante ou malsaine et aussi, il faut bien l'avouer, à l'abus des boissons alcooliques dont nos bons paysans ne se privent pas les dimanches et fêtes.

Sur 31 cas que j'ai notés, nous relevons 14 cultivateurs, 7 rentiers et 10 artisans, parmi lesquels on compte 3 aubergistes, 1 peintre, 1 boucher, 2 domestiques, 2 couturières et une religieuse.

La mortalité de la femme dépasse ici celle de l'homme. Cette légère différence tient sans doute à la délicatesse plus grande des organes féminins.

Les décès par maladies du cœur ne sont pas rares

non plus. J'en ai observé 21 cas, qui comprennent : 12 cultivateurs, 6 rentiers, 1 professeur et 2 artisans, dont 1 aubergiste et 1 domestique.

Il y a une disproportion notable de la mortalité dans les sexes : 5 femmes pour 16 hommes.

La fièvre typhoïde n'a pas, jusqu'à ce jour, cruellement sévi dans notre département. J'en ai relevé 11 cas seulement : 4 laboureurs, 3 rentiers et 4 artisans, dont 2 maçons et 2 cordonniers : 6 femmes pour 5 hommes.

Les suicides ne paraissent, ici, ni plus ni moins fréquents qu'ailleurs. Voici les 11 cas que j'ai recueillis : 3 rentiers et 8 artisans, dont 3 aubergistes, 1 épicier, 1 boucher, 1 tailleur, 1 charpentier et 1 meunier : 5 femmes et 6 hommes.

On remarquera que cette nomenclature ne comprend aucun homme des champs : c'est que le paysan s'attache à la vie comme il s'attache à la terre ; c'est qu'il supporte plus vaillamment la douleur ; c'est que, peut-être, voyant Dieu de plus près, il se conforme plus docilement aux décrets du ciel...

Quel argument en faveur de la vie patriarcale ! Quelle consolante pensée pour le philosophe !... Oui, la vie au grand soleil trempe l'âme aussi bien que le corps, et c'est en revenant à la culture de la terre, trop délaissée aujourd'hui, que la France reprendra sa prospérité matérielle et son énergie morale.

Passons aux paralysies. J'en ai observé 21 cas, ainsi divisés : 4 laboureurs, 6 rentiers, 1 professeur et 10 artisans, comprenant 2 aubergistes, 2 maçons et 6 meuniers.

Ces paralysies sont dues le plus souvent à l'alcool. Ainsi, les 6 rentiers, les 2 aubergistes, les 2 maçons étaient des alcooliques avérés. Il en est de même des 6 meuniers : qui ne sait que, par tous les pays, les meuniers hors du moulin sont hydrophobes !

J'ai constaté 10 cas de mort par syphilis et, dans ces 10 cas, j'ai trouvé 8 artisans, 1 cultivateur et 1 rentier. Mais ce qu'il y a de vraiment extraordinaire, c'est que les 8 artisans étaient 8 maçons.

Les autres maladies n'ont présenté, dans les diverses professions, qu'une si faible mortalité que je n'en dirai rien. Elles sont d'ailleurs indiquées au tableau.

Pour être aussi exact que possible dans mes appréciations, j'ai fait encore une autre statistique sur la mortalité professionnelle dans ma commune. Elle embrasse douze années, et j'ai la satisfaction de dire que les chiffres auxquels je suis arrivé corroborent parfaitement toutes mes conclusions.

Médecin d'une salle militaire pendant dix ans environ, je veux dire aussi que c'est un préjugé de croire que la mortalité dans l'armée est plus considérable que dans les autres groupes professionnels. Elle est, au contraire, une des moins élevées.

Ainsi, dans un relevé des maladies traitées à l'hôpital militaire, j'ai trouvé, sur un total de 886 malades, 30 décès seulement, dont 6 pour bronchites capillaires sur 115 bronchites, 14 pour fièvres typhoïdes sur 102, et enfin 4 de pneumonie sur 71.

Cette faible mortalité s'explique facilement par la vigueur et la jeunesse des soldats, qui ont de 21 à 25 ans. Ils ont été reconnus robustes par les Conseils de révision, et ils sont soumis aux règles inflexibles d'une bonne hygiène : de là une résistance plus grande, malgré les durs exercices de la vie militaire.

Dirai-je aussi que les ministres du culte, chez nous comme ailleurs, deviennent fort âgés ? Ils le doivent évidemment aux pratiques austères de la religion.

Mais les médecins de campagne sont très éprouvés : on ne peut se figurer les vides que la mort fait, chaque année, dans nos rangs.

Depuis environ dix ans, dans ma circonscription, qui compte quinze médecins, j'en ai vu mourir quatre, dont trois jeunes encore. Et ils ont été emportés par des maladies contractées dans l'exercice trop rude et incessant de la profession.

Voulez-vous vivre longtemps?... ne vous faites pas médecin! Ceci ressemble à un paradoxe, et pourtant rien n'est plus vrai.

Il est donc prouvé que la mortalité de l'homme des champs est beaucoup plus considérable que celle de l'artisan, du soldat et du rentier.

J'en ai suffisamment fait ressortir les causes. Je n'y reviendrai donc pas; mais il me semble utile de poser cette question :

Est-il possible de préserver les cultivateurs des maladies aiguës qui les déciment? — Non! le travail des champs, c'est leur vie, et la terre est le champ d'honneur où ils tombent par amour pour elle!

Cependant, en leur faisant comprendre l'impérieuse nécessité de l'obéissance au médecin, on peut, quand ils sont atteints de pneumonies et de bronchites, les sauver presque tous.

On peut aussi diminuer sensiblement la mortalité chez le pauvre, chez l'artisan qui vit à grand'peine d'une profession ingrate, qui, dans sa cabane ou dans son taudis, n'a ni feu, ni vin, ni viande, ni lumière, et qui manque quelquefois de pain!

C'est là que la charité doit se répandre et se faire l'auxiliaire de nos soins, que les indigents ne sollicitent jamais en vain.

Il faut, comme nous médecins des petites villes, des bourgs et des hameaux, et comme vous, médecins des banlieues et des cités populeuses, avoir franchi tous les seuils de la misère, pour se faire une idée juste des plaies et des laideurs de la pauvre humanité !

C'est souvent des réduits honteux et malsains que partent les germes des grandes épidémies.

C'est sur l'étroite mansarde et le toit de chaume plein d'exhalaisons fétides, où s'étiolent, chétifs, de nombreux enfants, que s'abat le croup, « l'épervier des ténèbres », comme l'appelle l'auteur de la *Légende des Siècles*.

C'est dans les étroites et basses maisons accroupies au bord des mares ou des rivières que la fièvre typhoïde s'acclimate et exerce de cruels ravages.

O vous qui, sans vous priver du superflu, pouvez soulager toutes ces misères, donner du courage au chef de famille qui se désespère, mettre un rayon de joie dans les yeux mornes de l'enfant pauvre... pour préserver vos foyers des grandes épidémies, pour goûter l'ineffable bonheur de la charité, ô riches ! donnez, donnez sans cesse, et vous aurez bien mérité de l'humanité !

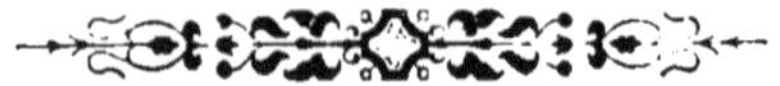

DE LA FÉCONDITÉ
COMPARATIVE
DES DIVERSES CATÉGORIES SOCIALES

Mémoire lu au Congrès des Sociétés savantes
le 12 juin 1889

Messieurs,

Avant de vous parler de la fécondité comparative des diverses catégories sociales dans la commune de Magnac-Laval, permettez-moi d'esquisser rapidement ce petit coin du Limousin.

Je crois à la théorie des milieux et je suis persuadé que la nature et la physionomie du sol ont une influence profonde, quoique secrète, sur l'augmentation ou la diminution de la population.

M. Taine a dit : « L'esprit reproduit la nature : les objets et la poésie du dehors deviennent les images et la poésie du dedans. »

A mon sens, rien n'est plus vrai.

Ce court avant-propos ne sera donc pas inutile pour la compréhension de cette étude.

La ville de Magnac-Laval ne présente rien de particulier, ni comme situation topographique, ni comme industrie ; mais la campagne qui l'environne est charmante : pas de hautes montagnes ni de grandes rivières ; çà et là seulement, de jolies collines recouvertes de chênes, de châtaigniers et de bouleaux. Au pied de ces collines s'étendent, toujours arrosées par des eaux limpides et courantes, des vallées herbeuses embaumées par le thym, où paissent en liberté les moutons, les grands bœufs roux, honneur des marchés parisiens, et nos fins chevaux qui peuvent encore lutter de vitesse et d'élégance avec les pur-sang arabes.

Les terres labourées donnent en abondance le froment, l'avoine, le sarrasin, le colza, le trèfle, la luzerne, la betterave et le maïs.

Tel est, en raccourci, le paysage limousin, avec ses villages, ses grandes fermes et ses maisons de campagne.

J'entre maintenant dans le vif de la question qui, malgré son apparente simplicité, n'en est pas moins difficile à résoudre. Et, en effet, plus on la creuse, plus on l'envisage sous toutes ses faces, plus elle s'élargit, plus elle se présente sous des aspects divers et incertains.

On sent bien que, pour en donner une solution satisfaisante, qui puisse servir de base à une statistique intéressante et vraiment utile, il faut posséder des chiffres d'une rigoureuse exactitude. Et la grande difficulté réside dans la recherche et la découverte de ces chiffres.

Ce n'est pas avec des feuilles de recensement, faciles à trouver à la Mairie, qu'on la traitera convenablement; ce n'est pas non plus en cherchant des jalons ou des généralités dans les livres.

La question a-t-elle été déjà étudiée dans notre pays: je l'ignore. Quoi qu'il en soit, après réflexion, j'ai procédé de la façon suivante, et je crois m'être approché bien près de la vérité, si je ne l'ai pas tout à fait touchée.

En ma qualité de médecin, familiarisé depuis bientôt dix-sept ans avec les habitants de ma commune, j'ai pu me livrer facilement à mes investigations et puiser aux meilleures sources les renseignements qui m'étaient nécessaires.

J'ai fait le dénombrement de toute la campagne: village par village, domaine par domaine, maison par maison, famille par famille, personne par personne, et j'ai usé de la même méthode pour la ville.

Je me suis bien gardé de prendre uniquement dans chaque maison le chef de famille, d'écrire : « Il a eu tant d'enfants », et de faire ma statistique avec de pareils chiffres. J'ai interrogé, homme ou femme, chaque membre de la famille ayant contracté mariage, lui demandant le nombre de ses enfants, vivants ou non, et je suis arrivé aux résultats suivants, après avoir établi pour la ville comme pour la campagne, qui forment deux parties distinctes, quatre grandes catégories.

J'ai indiqué par *ménage*, dans chaque maison, toute personne mariée ou qui l'avait été et qui avait eu des enfants.

VILLE

	Ménages	Enfants	Moyenne
1. Ouvriers de tous genres et com[ts]	326	945	2. 89
2. Rentiers petits et grands vivant du revenu de leurs biens ou de leur argent, sans travailler à la terre ou exercer un métier.....	23	54	2. 34
3. Fonctionnaires de l'Etat, notaires, médecins, gens ayant une profession libérale..................	18	40	2. 22
4. Pensionnaires de l'hôpital......	11	57	5. 18

CAMPAGNE

	Ménages	Enfants	Moyenne
1. Paysans propriétaires dans les villages ou les domaines.......	434	1233	2. 84
2. Paysans non propriétaires......	209	671	3. 21
3. Rentiers, grands propriétaires, habitant la campagne..........	11	21	1. 90
4. Meuniers, propriétaires ou non	12	36	3. »

Peut-être serait-il intéressant de savoir que la campagne se compose de 29 villages et de 70 domaines dont cinq seulement sont cultivés par leurs propriétaires, et les autres par des métayers. Ces domaimes ont une superficie approximative de 65 à 80 hectares chacun.

Il ressort de cette statistique qu'à la ville comme à la campagne, c'est le plus pauvre qui a le plus grand nombre d'enfants.

Singulière ironie : à la ville, c'est l'hôpital qui fournit le chiffre le plus élevé ! Puis, viennent les ouvriers ou commerçants, puis les rentiers et enfin les employés, fonctionnaires et gens de profession libérale.

A la campagne, ce sont les paysans non propriétaires qui produisent le plus, puis les meuniers, les paysans propriétaires et enfin les grands rentiers.

J'ai relevé dans la commune trois cas remarquables de fécondité : le premier, à la ville, est celui d'une femme âgée de trente-cinq ans qui a eu *treize* enfants ; le deuxième, à la campagne, est celui d'un père de famille marié plusieurs fois, il est vrai, qui a élevé quatorze enfants ; et enfin le troisième, aussi à la campagne, celui d'une femme qui a eu deux fois trois enfants et dont les trois derniers vivent et se portent bien.

RÉFLEXIONS

« Les femelles des animaux ont à peu près une fécondité constante. Mais, dans l'espèce humaine, la manière de penser, le caractère, les passions, les fantaisies, les caprices, l'idée de conserver sa beauté, l'embarras de la grossesse, celui d'une famille trop nombreuse, troublent la propagation de mille manières. »

Dans cette énumération, Montesquieu a oublié ces choses importantes : « le climat, la nature et la configuration du sol », et il n'a pas mis en relief cette idée fixe du paysan et du bourgeois, comme de l'artisan, qui ne veulent plus voir s'accroître leur famille dès qu'ils sont arrivés à posséder la richesse.

Aberration humaine ! Ils ont peur de perdre, en ayant beaucoup d'enfants, ce que leurs ancêtres ont bien souvent acquis avec le concours d'une nombreuse famille.

Cette idée fixe est la cause indéniable et générale, aussi bien dans notre pays que dans les pays voisins, de l'arrêt ou de la diminution de la population. Elle est bien plus puissante que l'influence du sol et du climat et même que l'émigration.

Il y a encore une autre cause de la dépopulation en France, surtout dans les hautes couches sociales, cause qu'on ne trouve pas mentionnée dans les statistiques, mais qui n'en est pas moins vraie et profondément regrettable : c'est la désunion des ménages. La soif de vivre de la vie agitée du dehors, l'orgueil de paraître, les passions, l'attrait de l'inconnu, que sais-je encore, emportent trop fréquemment, dès les premières années du mariage, l'un ou l'autre des époux, et souvent tous les deux à la fois, loin du foyer conjugal : les heures d'intimité deviennent rares, les liens se relâchent, la discorde survient et l'avenir de la famille est compromis.

Cependant, dans la commune qui nous occupe, la population tend plutôt à s'accroître qu'à diminuer.

En effet, dans un travail comparatif des naissances et des décès, embrassant les trente-cinq dernières années, j'ai trouvé un excédent de 301 naissances. Et la fécondité suit une marche ascendante. Ainsi, de 1853 à 1871 — non compris 1870 — c'est-à-dire dans un espace de 18 années, nous arrivons à un excédent de 89 naissances, tandis que, de 1872 à 1888, c'est-à-dire en 17 ans, nous avons un excédent de 212 naissances.

Je ne doute pas que nous ne devions ce sensible et progressif accroissement de la population à notre climat tempéré, à notre sol accessible à des cultures variées, au dessèchement des marais et des étangs, et surtout à notre agriculture qui, depuis plus de trente ans, a pris des développements considérables.

Pour défricher, pour labourer, pour semer et enfin pour récolter, il faut des bras.

« Lorsqu'une nouvelle source de travail est ouverte ou que les sources connues s'élargissent, il arrive ordinairement que la natalité se développe en conséquence. »

C'est ce que nous éprouvons ici.

Sans vouloir médire du travail industriel, qui est sans doute « d'une nature supérieure au travail agricole et qui exige une éducation plus complète », je ne suis pas de l'avis de M. Léonce de Lavergne qui dit que la lente diminution de la population en France tient à ce que la production agricole lui prend trop de bras, que les travailleurs des champs sont mal rémunérés, qu'ils sont pauvres et partant exposés aux épidémies, et que leur dénuement enfin les rend très prudents dans la propagation de l'espèce.

Cette dernière observation est juste le contraire de ce qu'on observe dans nos campagnes, où les plus pauvres ont le plus d'enfants.

« L'objet du mariage est d'avoir des enfants », a dit Buffon.

Je ne connais pas de spectacle plus beau, plus consolant, plus moral, plus humain enfin que celui d'une famille nombreuse.

« Dieu bénit les grandes familles, et quand nous voulons être plus sages que lui, il confond notre fausse prudence en nous condamnant à l'isolement que nous avons cherché. »

Que tous les jeunes Français méditent ces graves paroles de Laboulaye ; elles sont empreintes d'une haute philosophie et du plus ardent patriotisme.

Les grandes familles sont comme les ruches : chacun y rivalise d'ordre, d'activité, d'émulation, d'économie ; le même but y est poursuivi par tous avec la même foi et le même amour ; il y règne une solidarité constante, et leur union fait leur force. Elles sont préparées à toutes les luttes et à tous les revers, avec l'espoir d'en sortir victorieuses et plus fortes.

Elles ne sont pas sans cesse tourmentées par le démon de l'argent, par les rêveries malsaines, par l'attrait des plaisirs dangereux, et elles ne se laissent jamais aller au lâche farniente qui conduit insensiblement les hommes et les peuples à l'abâtardissement et à la déchéance !

Comme les abeilles, elles ne songent qu'à s'accroître ; le travail est leur joie, et pour citer encore l'auteur de *l'Esprit des Lois*, elles savent très bien cette vérité, trop méconnue aujourd'hui : « qu'un homme n'est pas pauvre parce qu'il n'a rien, mais parce qu'il ne travaille pas. »

S'il n'y a pas de spectacle plus beau que celui d'une famille nombreuse, y en a-t-il un plus désolant que celui d'un foyer sans enfants ou avec un unique rejeton ?

Hélas! triste calcul et d'une moralité louche : il il y a des familles où l'on n'a pas honte de dire : j'ai telle fortune, j'aurai tant d'enfants! Et plus le chiffre de la fortune est élevé, plus le nombre des enfants est restreint !

Le plus souvent, c'est dans les classes bourgeoises que cela se passe ainsi.

Une famille qui n'a qu'un enfant est une famille malheureuse, que dis-je ! une famille éteinte à la première ou à la deuxième génération !

Toujours dans la crainte de perdre le seul être sur qui reposent tous leurs rêves ambitieux et vains, les parents vivent dans une perpétuelle anxiété. En voulant le faire trop heureux, ils lui préparent de désastreuses désillusions dans l'avenir. Ils ne veulent pas comprendre que la vie est une mêlée où il faut être fort et préparé à la lutte, pour se frayer un passage à travers les mille obstacles et les mille adversaires qu'on rencontre à chaque pas sur sa route. Ce n'est pas avec une clef d'or qu'on ouvre toutes les portes et tous les cœurs !

Le fils unique est un enfant gâté, et le sens léger qu'on attache ordinairement à ce terme n'est point ici banal : il est juste et profond. Presque toujours cet enfant gâté sera un être inutile ou nuisible à la société. Egoïste, amolli, ne songeant qu'à ses plaisirs, l'orgueil des nobles travaux et des pensées viriles le laissera indifférent, et, s'il conserve dans son cœur ce qu'un Français ne perd jamais, l'amour de la patrie, — le jour où il faudra la défendre, ses mains débiles n'auront plus la force de manier vigoureusement les armes et, à la première marche forcée, ses jambes le laisseront au bord d'un fossé, honteux de sa précoce décrépitude.

Qu'on ne s'y trompe point : l'avenir est aux nations dont les familles sont les plus denses, comme il est, en France, aux paysans et à la démocratie qui produisent le plus d'enfants.

Les Romains l'avaient bien compris, eux qui firent des lois sévères pour favoriser la propagation de l'espèce humaine. Et n'est-ce pas Louis XIV qui donnait de très fortes pensions aux chefs de famille ayant dix, douze enfants et au delà ?

A notre époque, ce n'est pas en faisant des lois et en donnant des pensions aux Français, qu'on remédiera à la dépopulation qui, sournoisement, nous menace dans l'ombre des alcôves : c'est en leur faisant comprendre que la famille nombreuse, si ce n'est pas toujours la richesse, c'est au moins la morale, c'est l'espoir et la force de la patrie ; c'est aussi l'agriculture reprenant un nouvel essor, la colonisation rentrant dans nos mœurs ; c'est, enfin, le bonheur revenant prendre place au foyer...

Je terminerai par cette patriotique adjuration :

Si vous ne voulez pas vous étioler dans l'isolement, avec le regret de ne laisser personne après vous pour perpétuer vos œuvres, vos vertus et vos noms ; si vous voulez préserver vos champs et vos cités de la honte de l'invasion, jeunes familles françaises, croissez et multipliez ! vivez dans la concorde et l'union et faites-nous des défenseurs nombreux et valides pour « cette belle contrée, cette terre généreuse, » pour cette France dont le génie dans les Arts, les Lettres et les Sciences brille encore aujourd'hui, au Champ-de-Mars, comme un phare éclairant les nations jalouses et émerveillées !

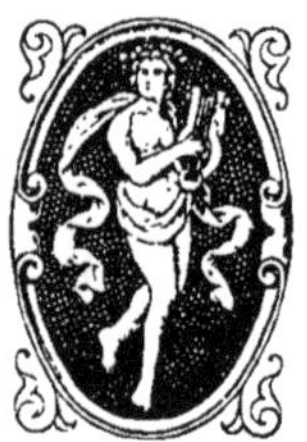

LE CROUP

Seigneur ! préservez-moi, préservez ceux que j'aime :
Frères, parents, amis et mes ennemis même
Dans le mal triomphants,
De voir jamais, Seigneur, l'été sans fleurs vermeilles,
La maison sans enfants.
(VICTOR HUGO).

A MM. Pasteur et Roux.

L'aurore s'éveillait, du bout de ses doigts roses
Egouttant la rosée au sein des fleurs écloses ;
Jamais jour de printemps n'avait été si beau ;
Les libellules d'or buvaient au fil de l'eau ;
L'arbre, la fleur, l'oiseau, la source et le poète
Se paraient ou chantaient dans la nature en fête ;
L'homme et la femme émus s'épanchaient sans détour ;
Tous les êtres créés s'abîmaient dans l'amour ;
Avec l'encens des lys, un hymne de la terre
Reconnaissant et pur, montait vers Dieu le père.
— Cependant, deux époux, en se parlant tout bas,
S'avancent tout émus, sans bruit, à petits pas,
Vers un berceau voilé d'où s'échappe une plainte.
De la pointe du doigt, *Elle*, ayant écarté
Les rideaux, frémissante et d'orgueil et de crainte,
S'enivre de son fils dans la douce clarté

Que Dieu sur les berceaux met comme une auréole ;
Lui, debout, attentif, reste silencieux :
« Vieux maître florentin, ô peintre de Fiesole,
Pour peindre ce tableau, descends du haut des cieux ! »
L'enfant ouvre les yeux, ébauchant un sourire ;
Mais la mère voit bien qu'avec peine il respire
Et, son esprit cédant à l'instinct de son cœur :
— Ah ! que j'ai peur, dit-elle ; un docteur, un docteur !

* * *

Eh bien, docteur, eh bien, qu'en pensez-vous ? c'est grave
Dans les soupirs qu'il fait on sent comme une entrave ;
Voyez... le pauvre enfant est triste et dans ses yeux
Le sourire a fait place au regard anxieux.
— Le chérubin toussa... dans son cœur qui se froisse
La mère, sur le champ, sent passer une angoisse,
Et, courant au docteur dans ses pensers perdu,
Elle lui dit avec un accent éperdu :
« Je veux savoir ! qu'a-t-il ? docteur, vous êtes sombre,
Vous ne répondez pas ; j'ai vu passer une ombre
Sur votre front : parlez, parlez ! Et, tout à coup,
Elle s'évanouit, criant : « Il a le croup ! »

* * *

Avez-vous entendu le cri de cette mère,
Echo retentissant d'une douleur amère :
Il a le croup... le croup qui répand la terreur !
Ah ! vous ne savez pas ce qu'est le croup ! Horreur !

Le croup... c'est le problème obscur de la science ;
Le croup... c'est la torture appliquée à l'enfance,
L'abandon des amis et des parents transis,
L'indicible épouvante au fond des noirs soucis ;
C'est la famille en pleurs, c'est la mort presque sûre ;
C'est, au cœur maternel, l'incurable blessure !

* * *

Quel spectacle navrant ! le docteur est parti,
Morne, les yeux baissés, l'esprit anéanti.
Le père, foudroyé, sentant mourir son âme
Et dévorant ses pleurs, s'approche de sa femme.
Il lui presse les mains, il lui parle tout bas,
Il veut la consoler, mais elle n'entend pas.

* * *

Midi ! le ciel avait des profondeurs étranges ;
Des lointains infinis où l'on voyait les anges,
Le soleil rayonnait sur les grands blés dorés ;
L'orchestre des grillons jouait au sein des prés ;
Rasant les vieux donjons, dans l'air, à tire d'ailes,
Avec de petits cris passaient les hirondelles...
On entendait partout des concerts et des chants :
La fête de la vie éclatait dans les champs.
Des pinsons réjouis gazouillaient sous les treilles ;
Des papillons buvaient dans les volubilis,
Tandis qu'on entendait bourdonner les abeilles
Dans une plate-bande où fleurissaient des lys :

Tout riait au dehors et, dans l'alcôve obscure,
Luttait contre la mort un enfant, doux martyr.
...Tu ne comprends donc rien, impassible Nature,
A toutes nos douleurs, pour n'y point compatir ?

* * *

Deux longs jours sont passés ! est-ce la voix de l'heure
Qui, dans le vent du soir, vibre comme un soupir ?
Non, l'heure est moins lugubre et plus prompte à courir.
Au front du vieux moutier, c'est la cloche qui pleure !
Comme une voix éteinte en son dernier adieu,
C'est la cloche d'airain qui sonne une agonie.
O regret éternel, ô tristesse infinie,
Un enfant va mourir !.. Ange, il revient à Dieu !

* * *

Et la mère écoutait les tintements funèbres
Et voyait dans un songe, au milieu des ténèbres,
Surgir et s'animer l'ombre des jours heureux :
Le passé de son fils revivait sous ses yeux.
Elle se rappelait le jour de sa naissance,
Sous des flots de satin le berceau renaissance,
Les cadeaux, le baptême et la première dent,
La petite voiture où l'on sortait l'enfant,
Ses premiers pas laissés sur le sable infidèle,
Ses petits bras joyeux comme un battement d'aile,
Sa grande chaise à table et son petit couteau,
Au jardin l'arrosoir, la pelle et le râteau,

Ses petits vêtements, toute sa garde-robe,
Sa première culotte et sa dernière robe ;
Les jouets au salon et, sur le chevalet,
L'alphabet où depuis deux mois il épelait :
Elle revoyait tout, se trompant elle-même,
Elle espérait encor dans le moment suprême.

*
* *

Appelle à ton secours l'ange de la douleur,
O mère, va pleurer; laisse le vieux docteur
Veiller près du chevet de ton fils qui succombe,
Et demain tu mettras tout ton cœur dans sa tombe.
Voilà l'instant affreux ! Infandum ! le voilà !
Ses beaux yeux suppliants brillent comme une flamme,
O mère, éloigne-toi, ne vois pas ces yeux-là :
Si tu les regardais, ils t'arracheraient l'âme.
Plus de voix ! quelques mots sans suite, entrecoupés,
Parfois un sifflement s'échappe de la gorge ;
Sa joue est en sueur, rouge comme une forge,
Et sur son cou meurtri ses dix doigts sont crispés ;
Sa tête est brusquement rejetée en arrière,
Sa respiration n'est plus qu'un bruit confus
Et sa face bleuit... Approche, pauvre mère,
L'âme a gagné le ciel : le corps ne souffre plus.

*
* *

Seigneur, vous qui donnez la brise caressante
Et la rosée aux fleurs, sitôt que naît le jour ;

Qui veillez sur le nid quand la mère s'absente,
Qui répandez partout et la vie et l'amour ;
Protégez le berceau de l'enfant qui veut vivre,
Ne le frappez jamais dans vos justes courroux ;
A ses premiers feuillets ne fermez pas un livre
Où tout est innocence et tout parle de vous ;
Préservez la maison, le palais, la chaumière
Du croup, oiseau de mort, planant dans l'air impur,
Et vous serez béni par l'enfant et la mère
Dans la sérénité de vos temples d'azur.

*
* *

La science guettait l'épervier des ténèbres ;
Mères, séchez vos pleurs : on ne vous verra plus
En vous tordant les bras, sur des berceaux funèbres
Epuiser votre cœur en regrets superflus !
Le croup empoisonneur ne viendra plus dans l'ombre
Vous prendre vos enfants : les Pasteur et les Roux
Ont jeté la clarté dans le problème sombre :
Mères, bénissez-les, ils ont vaincu pour vous !

VARIÉTÉS

UNE COURSE DE TAUREAUX
A SAINT-SÉBASTIEN

Avez-vous vu, lecteur, des courses de taureaux en Espagne ? Je dis en Espagne, parce qu'à Montpellier, à Béziers, à Arles, dans les Pyrénées et dans les Landes, on fait aussi des courses de taureaux ; mais des courses pour rire.

Les véritables courses de *great attraction*, mouvementées, sanglantes, n'ont lieu qu'en Espagne, patrie du boléro et de la corrida.

Vous n'en avez pas vu : eh bien ! je vais vous en décrire une. Mais, pour que vous puissiez bien la comprendre, laissez-moi d'abord vous parler de l'amphithéâtre, des acteurs et des spectateurs.

L'amphithéâtre de Saint-Sébastien est sans architecture et ne présente rien de monumental ; cependant, à l'intérieur, il a été construit dans de vastes proportions et peut contenir au moins quinze mille spectateurs.

Trois galeries, étagées et décorées de peintures criardes, font le tour de l'enceinte : l'arène, spacieuse, est légèrement elliptique.

Les gradins sont séparés de l'arène par deux hautes et solides barrières en bois, qui sont distantes l'une de l'autre d'environ deux mètres et qui forment un chemin de ronde où viennent se réfugier, lorsqu'ils sont serrés de trop près, ceux qui combattent le taureau.

Quand l'animal est jeune et vigoureux, ardent à la lutte, il franchit parfois la première cloison et tombe dans le chemin de ronde. Alors, un employé du cirque pousse une barrière latérale qui ferme ce chemin, en même temps qu'il ouvre, ménagée dans la première palissade, une petite porte par laquelle le taureau rentre dans l'arène.

Le toril est le lieu où sont enfermés les taureaux qui doivent prendre part à la course.

Voici maintenant la « cuadrilla », superbement vêtue, galonnée, cousue d'or et de soie. Elle se compose des chulos, des picadors, des banderilleros et du torero. Chacun d'eux a son rôle dans la course. Les chulos agitent devant les yeux du taureau leurs capes de soie aux couleurs variées et éclatantes, les picadors, — montés sur de maigres haridelles, des façons de chevaux, — armés de fortes lances en bois, mesurant environ deux mètres de longueur et terminées par une pointe d'acier, — le piquent pour l'arrêter ; les banderilleros lui enfoncent des banderilles dans la peau, et le torero, cachant une longue épée derrière la muleta, — sorte de cape écarlate, — doit le tuer.

Voilà les principaux acteurs ; les autres ne sont que de vulgaires comparses.

Une course de taureaux en Espagne tourne toutes les têtes.

Toutes les classes de la société se rencontrent et se coudoient à l'amphithéâtre : la noblesse, le clergé, la roture. Depuis le cynique voyou jusqu'à la brune Andalouse ayant des armoiries, tous aiment également les émotions du cirque : c'est dans le sang espagnol.

Allez leur dire que les courses sont des jeux barbares qu'une nation civilisée doit rigoureusement proscrire : ils vous riront au nez.

Vous savez maintenant tout ce qu'il faut savoir pour suivre les courses avec intérêt : prenons des billets d'ombre et entrons dans l'amphithéâtre. Des billets d'ombre ! qu'entendez-vous par là ? Ah ! diable ! j'avais oublié de vous apprendre que le prix des places était plus ou moins élevé, selon que celles-ci se trouvaient à l'ombre ou au soleil.

6

Mais nous n'en finirions jamais avec toutes ces explications : entrons, lecteur, entrons vite. L'heure de la course a sonné, les galeries et les gradins sont envahis par une foule houleuse et enthousiaste : on crie, on se bouscule, on est impatient.

Ce ne sont, aux premières galeries, que mantilles flottantes, que joyeux parasols, qu'ombrelles et mouchoirs brodés, qu'éventails multicolores agités par de petites mains fiévreuses.

Le silence se fait : accompagné de deux bambins montés sur de petits poneys noirs, un alguazil, à cheval, entre dans l'arène et vient saluer le maire qui, de sa loge, lui jette, tout enrubannée, la clef du toril.

Bientôt la porte s'ouvre : un jeune taureau d'un noir fauve se précipite dans l'arène, aux acclamations frénétiques de quinze mille spectateurs. Tout à coup, il s'arrête et se campe sur ses jarrets d'acier. Il gratte la terre, il beugle et, furieux de voir tous les yeux des spectateurs attachés sur lui, il fonce sur le cheval du picador, que le feu de ses regards a touché le premier.

Le picador l'évite et le pique de la pointe de sa lance ; mais le taureau revient à la charge et, s'élançant sur le cheval, il lui perce le poitrail d'un coup de corne.

Il fouille la plaie dans sa colère sauvage et ne retire sa corne que pour l'enfoncer de nouveau. Le cheval tombe, bat l'air de ses pieds, s'affaisse et meurt en perdant tout son sang par un énorme trou.

Le cavalier est pris sous le cheval : un frisson d'angoisse passe dans l'âme de tous les spectateurs ; le taureau s'acharne sur le cheval mort et déjà il a effleuré deux fois, de ses cornes aiguës, l'épaule du picador ; mais les chulos, venant à son secours, le relèvent et lui permettent de gagner la barrière.

Cependant le taureau, fou de rage, la bouche écumante, s'arrête une seconde, écarte les chulos et fond sur le cheval du second picador qui, le voyant venir, le prévient et le blesse.

La foule trépigne, pousse des cris et des bravos ; le taureau fait le tour de l'arène, toujours harcelé par les chulos ; mais il n'a point perdu de vue son ennemi : il revient sur le cheval du picador, qui le trompe encore par une feinte : l'ayant manqué au poitrail, il se jette de côté et lui ouvre le ventre d'un coup de corne.

Spectacle horrible et dégoûtant que je n'oublierai jamais : les intestins du pauvre animal sortent par l'affreuse blessure et pendent jusqu'à terre.

Le cirque éclate en applaudissements.

Bravo, toro ! Bravo, toro !

Le cheval reste quelques secondes debout, puis il roule sur l'arène pour ne plus se relever.

La situation du picador devient critique. Il a une jambe prise sous le cheval ; cependant, les chulos, détournant le taureau, lui donnent le temps de se mettre hors de ses atteintes.

C'est le tour, maintenant, des banderilleros.

Le taureau, flairant les chevaux morts, les cornes sanglantes et saignant lui-même des blessures faites par les lances des picadors, a toujours soif de vengeance.

Il regarde avec des yeux égarés et pleins de flammes les banderilleros et les chulos qui voltigent autour de lui avec leurs capes rouges, et qui l'évitent par des passes heureuses.

L'un d'eux, un jeune banderillero — il a dix-sept ans à peine, — vient se placer en face du taureau et, ses yeux dans ses yeux, le clouant à terre par la magie et par la puissance de son regard, se haussant sur la pointe des pieds, bondit et lui plante soudain, d'une main forte et assurée, une banderille dans chaque épaule.

La rage du taureau atteint alors son paroxysme. Il perd la tête, pour me servir de l'expression des toréadors. Il se jette, à tort et à travers, sur les capes flottantes des chulos.

Cependant, un second banderillero l'aborde, et, avec le même courage et la même dextérité que le premier, lui enfonce dans la peau deux autres banderilles ; mais l'animal blessé se retourne vivement et poursuit son ennemi qui, en voulant franchir la barrière, glisse et tombe sur l'arène.

Un cri d'angoisse s'échappe de toutes les poitrines. Le banderillero ne bouge pas : le taureau bondissant passe sur lui et vient frapper la barrière de ses terribles cornes. Les chulos accourent, jettent leurs capes sur la tête de l'animal et permettent ainsi à leur camarade, pâle comme la mort, de se relever et de quitter l'arène.

Les bravos se font alors entendre, unanimes ; de tous les côtés, dans les galeries, on agite les mouchoirs et les éventails ; bien des beaux yeux se mouillent d'une larme et des milliers de petites mains blanches applaudissent.

Enfin, l'orchestre se fait entendre : c'est la mort du taureau !

Dans son brillant costume, le torero paraît et marche avec sa rouge muleta, cachant sa longue épée, à la rencontre de l'animal hagard et toujours dangereux, quoiqu'il ait perdu la volonté rapide et intelligente de sa vengeance. Il profite d'une seconde d'arrêt et d'hésitation du taureau, pour le frapper avec son épée ; mais la pointe de la lame rencontrant une vertèbre, l'arme tombe à terre.

Le taureau fond alors sur le torero, qui franchit

la barrière pour revenir immédiatement dans l'arène.

Il ramasse son épée et se campe de nouveau devant son terrible adversaire, en agitant sa muleta, et il le pique une seconde fois : le coup est encore mauvais, l'épée a pénétré entre deux côtes, à deux ou trois centimètres seulement, et reste plantée sur le dos du taureau furieux qui, en bondissant et en beuglant, la secoue et la fait voler au milieu de l'enceinte.

C'est alors un trépignement d'indignation, une huée générale ; des bordées d'injures et de sifflets partent de tous les côtés, et le malheureux torero revient une troisième fois dans l'arène.

Le taureau perd beaucoup de sang. Il cherche une issue pour fuir. Il ne veut plus combattre : dans son instinct sauvage, comprenant qu'il va mourir, il rassemble ses forces, franchit la première barrière et tombe dans le chemin de ronde.

Alors, un employé du cirque fait jouer les barrières latérales, pousse la petite porte ouvrant sur l'arène ; le taureau y pénètre et se trouve de nouveau en face du torero, hué, sifflé, qui, pâle de honte, jetant sa muleta, marche l'épée haute à son ennemi et, avec une audace et un sang-froid sans pareils, lui enfonce au défaut de l'épaule son épée jusqu'à la garde.

La lame a touché le cœur : le taureau fait quelques pas, chancelle sur ses jambes, secoue la tête ; sa vue se trouble ; le sang sort de ses narines et il tombe sur l'arène aux longs applaudissements des galeries et des gradins.

Le jeune torero a regagné la faveur de son public.

La course est finie ; la musique joue un bruyant allegro, et, traînant un palonneau, étourdissantes de grelots, couvertes de rubans aux couleurs bariolées et vives, avec de riches panaches sur la tête, trois mules fringantes entrent en scène.

Un employé du cirque attache à la corde du palonneau le premier cheval tué, fait claquer son fouet et les mules font, au galop, le tour de l'arène et sortent par où elles étaient entrées.

Il est dix heures et demie : l'orchestre joue la fin des courses ; les galeries se vident rapidement en même temps que se dégarnissent les gradins ; je vous quitte, lecteur, car je n'ai point de temps à perdre si je ne veux pas manquer le train qui doit me ramener, ce soir, à Biarritz.

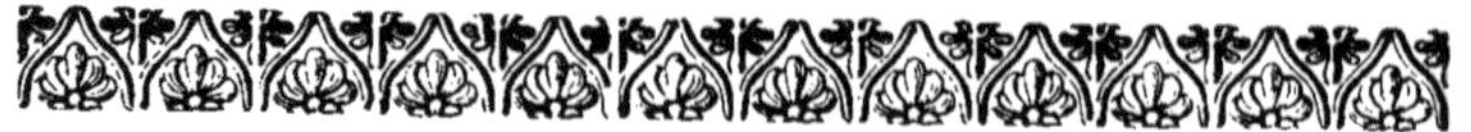

DISCOURS

PRONONCÉ A LA DISTRIBUTION DES PRIX

de l'École primaire supérieure de Bellac

(Août 1890)

MESDAMES, MESSIEURS,

Je ne songeais guère à la mission trop flatteuse que m'a confiée M. le Préfet de la Haute-Vienne, de présider — dans cette belle et florissante Ecole primaire supérieure de Bellac, — la distribution des prix dont vous rehaussez singulièrement l'éclat par votre présence.

Je me sens accablé d'un tel honneur!

Quoiqu'il en soit, laissez-moi tout d'abord remercier M. le Préfet de sa bienveillance à mon égard, et vous prier de ne voir dans les paroles que je vais adresser à ces élèves qu'un acte de bonne volonté.

MES JEUNES AMIS,

Après le remarquable discours que vous venez d'entendre, discours où respirent le plus pur patriotisme et la dialectique la plus rigoureuse, vous pouvez être fiers de vos maîtres.

En effet, c'est à ces jeunes instituteurs actifs, intelligents, ardents à leur tâche souvent ingrate, que vous devez la culture de votre esprit et la civilisation de votre cœur.

Et c'est dans nos écoles primaires, sans rivales, que vous apprenez à devenir — selon vos aptitudes spéciales — des ouvriers ou des artistes utiles à la société; des hommes libres aimant leur pays avec idolâtrie et capables de le défendre jusqu'à la mort.

Tout a bien changé, depuis que le grand souffle de 1789 a passé sur la France!

Tout a bien changé, — et à votre avantage, — même depuis vingt ans.

Jadis vos classes délabrées, mal closes, mal éclairées, insalubres, ressemblaient à des prisons.

Aujourd'hui, quand on entre dans vos salles d'étude, propres, spacieuses, pleines de lumière, parfaitement aérées, pourvues de tous les éléments nécessaires à votre instruction, on y respire comme un souffle de liberté et l'on ne peut se défendre d'un légitime orgueil.

Et c'est plaisir d'assister aux leçons de vos maîtres qui, n'ayant plus d'entraves à leurs pensées, rompant avec la pédante routine, exposent avec clarté et avec une chaleur communicative les grands enseignements qu'il faut tirer des plus belles pages de notre histoire.

La République, dont vous êtes le plus cher, le plus constant souci, vous a comblés de ses faveurs, depuis quelques années. Elle n'a reculé devant aucun sacrifice pour développer vos facultés morales et intellectuelles et vos forces physiques ; et vous lui en serez, j'en suis sûr, éternellement reconnaissants.

Allumant vos cœurs à l'étincelle sacrée de la *Marseillaise* ou du *Chant du Départ*, armant vos bras du fusil scolaire, qui vous habitue déjà au maniement des armes, elle a fait de vous de jeunes patriotes ardents, dignes d'entrer bientôt dans cette armée que nous saluons ici, comme la fidèle et jalouse gardienne de nos destinées.

Cependant, joignez à vos vertus civiques les nobles passions qui font le charme de la vie ; ayez le goût des arts et des sciences ; aimez le vrai, le beau et le bien dans leurs expressions qui vous sont familières et accessibles ; ne rougissez pas du plus humble métier et ne vous flattez pas du plus haut emploi : le mérite n'est pas dans la profession, il est dans la manière dont on l'exerce.

Soyez bons, généreux, modestes ; fiez-vous à l'expérience et au dévoûment de ceux qui vous dirigent ; rendez-leur le labeur presque doux par votre zèle et votre reconnaissance ; chérissez votre famille, qui est aussi une patrie ; « obéissez à vos parents ; ayez toujours pour eux cette vénération affectueuse à laquelle ils ont droit », comme vous le disait, l'an dernier, dans un langage éloquemment ému, M. le sous-préfet de Bellac ; obéissez, mes chers amis ! Il faut apprendre à obéir, si l'on veut un jour savoir commander. Mais, je ne cesserai de vous le répéter : travaillez, travaillez ! l'homme ne peut se sauver de lui-même que par le travail, a dit Voltaire ; travaillez surtout avec goût et discernement et ne faites pas tort à votre esprit en surmenant votre mémoire.

Habituez-vous aussi, dès vos jeunes années, à vous rendre compte des évènements et des choses à votre portée : voyez-les sous leurs aspects divers ; pesez-les, comparez-les ; cherchez à en saisir les causes et les effets, et, dans cet exercice régulier et attentif de votre jugement, vous acquerrez insensiblement une justesse et une force de pensée qui feront de vous, plus tard, des hommes supérieurs sur lesquels la République pourra compter.

Fuyez, malgré ses séductrices invitations, la paresse comme votre plus perfide ennemie.

Apprenez enfin, — pour me servir d'une pittoresque expression du grand critique Francisque Sarcey, — à cultiver votre jardin : c'est là tout le secret du bonheur dans la vie.

Et vous aussi, chères enfants — que je me garderai bien d'oublier — vous recevez une instruction en rapport avec le rôle — rôle capital — que vous aurez à remplir un jour, et selon que vous le remplirez bien ou mal, vous serez la force ou la faiblesse de la famille, son charme ou sa tristesse.

Profitez donc de cette instruction qui vous est donnée avec un si vif intérêt, par vos intelligentes maîtresses ; travaillez, élargissez l'horizon de vos pensées : la culture de votre esprit ne peut que rehausser et rendre plus brillantes les qualités de votre cœur.

Hommes nouveaux dans une société nouvelle, impatiente de marcher en avant, nous faisons peu de cas des femmes savantes ; mais nous sommes loin d'être de l'avis du bonhomme Chrysale, qui pense

> ... Qu'une femme en sait toujours assez
> Quand la capacité de son esprit se hausse
> A connaître un pourpoint d'avec un haut-de-chausse.

Dans la sphère où notre intelligence doit déployer ses forces productrices, il nous faut des femmes capables de s'associer moralement à nos labeurs.

Partageant nos luttes, nos peines et nos joies, elles doivent fortifier et aguerrir nos cœurs, nous donner sans cesse l'impulsion féconde provoquant les nobles essors, et l'enthousiasme qui, dans nos œuvres, nous élève au-dessus de nous-même.

La femme ne crée pas l'art, mais l'artiste, a dit Michelet.

Et maintenant, avec vos prix et vos couronnes, envolez-vous comme des oiseaux vers la maison paternelle, vers le nid que l'on n'oublie jamais, que l'on aime toujours, dans les revers comme dans la fortune.

Laissez vos livres et vos cahiers, ne travaillez plus : les vacances sont faites pour les jeux et les plaisirs.

Mais, dans vos promenades à travers les champs, si vous trouvez, par hasard, des pavots rouges, des pâquerettes et des bluets, faites-en un bouquet et songez à nos deux sœurs voilées qui, là-bas, nous tendent encore les bras.

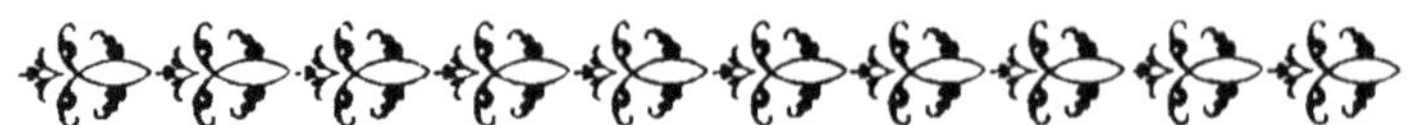

DISCOURS

PRONONCÉ A LA DISTRIBUTION DES PRIX

de l'École des garçons de Magnac-Laval

(Août 1893)

JEUNES AMIS,

Après l'ingénieux discours que vous venez d'entendre sur l'histoire naturelle, laissez-moi tout d'abord adresser mes chaudes félicitations à votre maître sur le choix de son sujet et sur la forme pittoresque et poétique sous laquelle il nous l'a présenté.

L'histoire naturelle, comme on vient de vous le dire, est la science de la nature. La nature ! Quel sujet plein de saines inspirations et de découvertes heureuses ! Quel livre ouvert à tous et où tous peuvent lire avec intérêt !

Vous nous avez charmés, Monsieur l'instituteur, en faisant passer sous nos yeux l'infinie variété des êtres qui peuplent l'univers.

Vous êtes un observateur ému et attentif de la nature ; vous l'avez sans doute beaucoup étudiée et beaucoup aimée, car elle n'a pas de secrets pour vous.

Je ne saurais assez vous engager, mes chers enfants, à imiter votre maître. Aimez l'histoire naturelle, science à la fois utile et agréable, et dans un sens moins pratique, mais plus profond peut-être, je vous dirai aussi : aimez pour elle-même la nature, cette mère sereine et toujours secourable. Dans vos promenades à travers les champs, cueillez des plantes pour vos herbiers et choisissez de beaux insectes pour enrichir vos collections. Mais, quand vous serez fatigués par vos longues courses et par vos jeux bruyants, ne dédaignez pas non plus de vous asseoir parfois au bord d'un ruisseau frais et d'écouter, dans le silence et le recueillement du soir, les voix de la nature. A force de les écouter et de les étudier, vous arriverez à les comprendre et vous les trouverez alors pleines de douceurs secrètes.

C'est certainement dans la solitude et dans la contemplation de la nature, que Victor Hugo a trouvé ces beaux vers, que j'aime à dire et qui *chantent* encore dans ma mémoire :

Toi, tu gonfles la mer, tu fais lever les astres,
Tu courbes l'arc-en-ciel, tu remplis les buissons
D'essaims, l'air de parfums et les nids de chansons ;

Tu fais dans le bois vert la toilette des roses
Et tu fais concourir, loin des hommes moroses,
Pour des prix inconnus par les anges cueillis,
La candeur de la Vierge et la blancheur du lys;
Et quand, tendant ses mains devant les turpitudes,
Le penser douloureux fuit dans les solitudes,
Tu lui dis: Viens! c'est moi, moi que rien ne corrompt.
Je t'aime!.. et tu répands dans l'ombre, sur son front,
Où de l'artère ardente il sent battre les ondes,
L'âcre fraîcheur de l'herbe et des feuilles profondes.

Pardonnez-moi, jeunes élèves, cet entraînement vers la nature et permettez-moi de vous dire encore quelques mots.

Vous avez fait de brillants progrès : les plus âgés d'entre vous ont conquis des bourses dans les collèges ou des certificats d'étude : c'est bien ! Vous êtes fiers de vous-mêmes. Cependant, dans l'enivrement du succès, n'oubliez pas vos maîtres ; songez que c'est à leur dévouement sans bornes, à leur patience, à leurs labeurs de tous les jours que vous devez vos premiers triomphes !

N'oubliez pas non plus que c'est à la République que vous devez de pouvoir, par votre seule intelligence et vos vertus civiques, arriver aux premières dignités. C'est la République qui vous a émancipés et qui a fait de vous des hommes libres et égaux devant la loi.

Travaillez dès vos plus jeunes années, si vous voulez devenir un jour des hommes capables d'illustrer ou de défendre votre pays. Travaillez avec une louable émulation, jamais avec une basse jalousie. Ne soyez pas humiliés par les succès de vos camarades, mais faites tous vos efforts pour les égaler ou même les surpasser.

Quoi qu'il en soit, ne vous découragez pas : le découragement, c'est le renoncement... c'est la reculade devant l'ennemi ; c'est la confession de la peur et de la faiblesse ; c'est la lâcheté !

Défendez toujours les bonnes causes. Ne vous arrêtez pas devant les obstacles; ne vous laissez pas abattre par les premiers échecs : ces échecs ne sont des échecs qu'en apparence. Par un enchaînement de lois naturelles, souvent mystérieuses, vous arriverez toujours au succès, si vous avez une foi inébranlable et un désir ardent de vaincre : les bonnes causes triomphent toujours.

Soyez bons, généreux ; tendez volontiers la main à celui qui tombe et qui a besoin de votre secours, prenez toujours parti pour les déshérités ; soyez frères, en un mot.

Abhorrez la haine !

La haine est impie
Et c'est un frisson plein d'horreur
Quand cette vipère assoupie
Se déroule dans notre cœur,

a dit le poète.

Soyez modestes et fiez-vous sans cesse à l'expérience de vos maîtres. N'oubliez jamais vos devoirs envers vos parents, dont l'amour est immense pour vous, et ne vous laissez pas aller à la colère, qui est une mauvaise conseillère et qui dénote un manque d'équilibre dans l'esprit.

Soyez d'un abord facile et doux, soyez affectueux avec tout le monde, surtout avec les humbles.

Soyez francs, soyez ouverts, soyez gais : j'aime beaucoup à voir la gaîté dans les yeux des enfants : la gaîté est une qualité si française !

Songez déjà pourtant à peser vos paroles et à réfléchir avant de parler !

Enfin, après le nom de votre mère, que celui de la France soit le premier qui sorte de vos lèvres : apprenez à le prononcer de bonne heure, ce doux nom, le nom de cette « terre généreuse, de cette belle contrée, de cette nourriture des grands cœurs », dont sont jaloux tous les étrangers, et, que vous mouriez glorieusement sur le champ de bataille, courbés sur les sillons ou dans la nuit des mines souterraines, dites à votre dernier soupir, comme Béranger :

> Mère adorée, adieu ! que ton saint nom
> Soit le dernier que ma bouche prononce !

LA FÊTE DU CENTENAIRE
A MAGNAC-LAVAL

CITOYENS,

Ne voyez dans mes paroles qu'un acte de bonne volonté. Je me sens au-dessous de ma tâche, en vous parlant de 89. Je manque d'haleine pour atteindre cette cime.

Pour vous dire dignement cette grande époque, il vous faudrait Mirabeau, Danton, Camille Desmoulins, ou notre illustre compatriote, Vergniaud.

Dix-sept cent quatre-vingt-neuf !... Quel phare dans l'histoire ! Quel élan vers la liberté et l'égalité morale ! Quelle date impérissable et superbe ! Il n'y en a pas de plus belle et de plus humaine dans les annales des peuples !

L'ancien régime, comme un édifice trop vieux, lézardé, chancelant sur ses bases trop faibles, oscillait et se disloquait de toutes parts.

Le roi, animé du désir de bien faire, mais sans initiative et sans caractère, irrésolu et entouré de ministres sans génie, à l'exception peut-être de Turgot qu'il disgracia, le roi s'endormait dans une sécurité naïve et dans une dangereuse inactivité.

Et cependant, le vent qui soufflait des Etats-Généraux, le Tiers, constitué en Assemblée nationale, annonçait déjà l'orage.

Bailly, dans un irrésistible mouvement d'enthousiasme, avait, au Jeu de Paume, fait le fameux serment :

« Nous jurons de ne point nous séparer, de nous rassembler partout où les circonstances l'exigeront, jusqu'à ce que la constitution soit établie sur des bases solides » ; tandis que Mirabeau, avec son intuition profonde des grands mouvements qui se préparaient, déracinait d'un seul coup la royauté avec ces paroles :

« Allez dire à votre maître que nous sommes ici par la volonté du peuple et que nous n'en sortirons que par la force des baïonnettes !... »

C'était la fin des privilèges !... et ce que plus de douze siècles de royauté n'avaient pu faire, ces simples mots de l'immortel tribun l'avaient fait !.. Puis, le 14 juillet, la Bastille, cette horrible prison d'Etat, cette hautaine et cruelle expression du despotisme, tomba sous la fureur du peuple, soulevé, depuis l'avant-veille, par la fougueuse éloquence du jeune Camille Desmoulins. Mais, au glorieux souvenir de sa chute, se mêlera, hélas ! la honte de crimes odieux, commis par quelques insensés.

Ce fut aussi le 14 juillet, vous le savez, citoyens, que Lafayette fut proclamé commandant de la garde nationale, et que, quelques jours plus tard, le général, en lui donnant la cocarde tricolore, prononça ces mémorables et prophétiques paroles :

« Je vous apporte une cocarde qui fera le tour du monde. » Et quand je vous aurai rapporté que, dans l'inoubliable nuit du Quatre-Août, l'Assemblée abolit tous les privilèges, je vous aurai fait l'image rapide de la Révolution dont nous célébrons le Centenaire.

Tous les Français, sans distinction de castes et de partis, doivent le célébrer !

Que serions-nous, citoyens, sans les grands patriotes ardents et convaincus qui ont payé de leur sang la liberté dont nous recueillons aujourd'hui les bienfaits !

Et ne comprenez-vous pas que l'un d'eux, dans un élan d'enthousiasme, ait pu s'écrier un jour : « Postérité, tu béniras tes pères ! »

Plus de privilèges, maintenant !.. plus d'entraves au travail et à la pensée !

Tous les citoyens français sont égaux devant la loi et tous peuvent aspirer aux plus hautes fonctions de la République, s'ils en sont dignes !

C'est l'honneur, c'est le dévouement sans bornes, c'est le sacrifice absolu à la patrie, c'est le génie dans les lettres, les sciences ou les arts, qui élèvent les hommes les uns au-dessus des autres.

Le char du progrès est enfin sorti de l'éternelle ornière où il était embourbé depuis plus de mille ans !

Toutes les intelligences peuvent éclore et se développer au soleil de la liberté féconde.

Ah ! citoyens, n'oublions jamais les immortels principes de quatre-vingt-neuf, qui ont renouvelé le sang de la vieille Europe qui se mourait d'inanition, qui ont fait la force et la vitalité de la société moderne et qui ont pour toujours affranchi l'humanité !

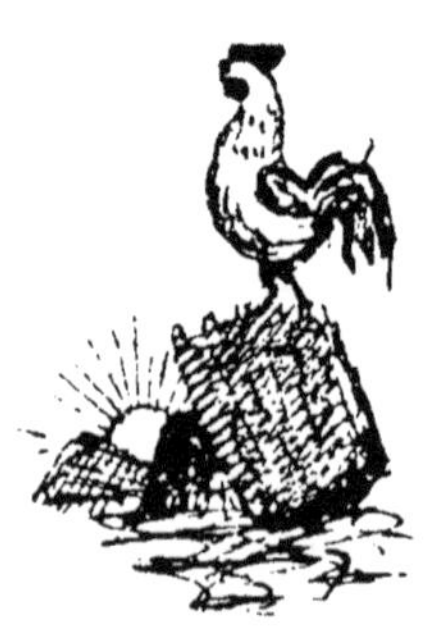

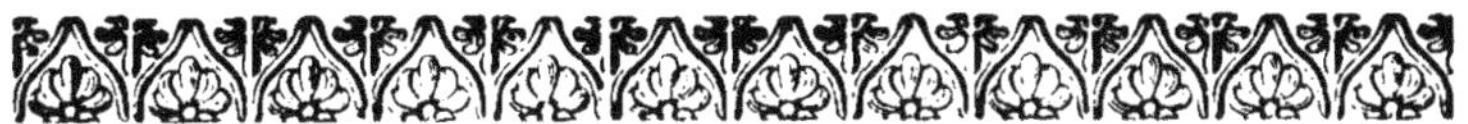

A PROPOS DE LA MORT DE SŒUR SAINT-CAMILLE

Je ne veux pas laisser se fermer votre tombe, ô bonne sœur St-Camille, sans vous dire, de la part de vos malades de l'hospice de Magnac-Laval, un mot d'adieu.

Je vous ai connue, je vous ai vue à l'œuvre et je sais ce que vous mettiez de bonté et de douceur dans votre tâche, quelquefois pénible, toujours délicate.

Vous aviez la passion du devoir et vous le remplissiez avec une simplicité et une modestie qui en rehaussaient singulièrement le mérite.

Vous avez été l'incarnation de l'activité et du dévouement sans éclat : vous êtes morte comme vous avez vécu, en vous sacrifiant aux misères des autres, et vous êtes tombée au champ d'honneur, comme les braves.

Je ne connais pas, en effet, de mort plus émouvante et plus glorieuse que la vôtre !

« On apporte un malade à l'hôpital dans la nuit du 7 au 8 janvier : la cloche vous appelle ; une jeune sœur, vous sachant fatiguée, vient vous dire qu'elle vous remplacera dans votre service. Vous la remerciez et, dans votre corps brisé par l'âge, concentrant encore une admirable volonté, vous vous levez à la hâte ; vous vous rendez par une nuit glacée à la salle d'hôpital, et là, en proie à une congestion cérébrale, vous tombez, pauvre sœur, pour ne plus vous relever ! »

Vous aviez toujours peur de ne pas assez bien faire, et vous faisiez toujours bien en vous donnant tout entière à votre tâche.

Vous avez tenu la pharmacie avec le plus grand zèle, vous avez fait beaucoup de bien aux pauvres et vous avez rendu des services sans nombre à l'hôpital.

En soignant, comme vous l'avez fait depuis plus de 12 ans, les jeunes soldats de la France dans le petit hôpital de Magnac-Laval, vous vous êtes montrée, en même temps qu'une sœur dévouée, une grande Française : vous avez bien mérité de la patrie et de l'humanité.

Dormez paisiblement votre sommeil, ma bonne sœur : nos malades, que vous avez soignés et consolés, sont là qui vous bénissent !

Dormez ! votre vie n'a pas été stérile, puisque vous laissez après vous l'exemple de la charité, la plus belle et la plus humaine de toutes les vertus.

Janvier 1894.

LE BUT DE LA POÉSIE

A mon vieil ami A. Chauvigné.

Dans une langue rythmée, éclatante et imagée, le but de la poésie est de charmer l'esprit de l'homme, de l'élever vers les vérités éternelles, de l'éclairer et de l'enthousiasmer dans l'expression superbe des nobles passions et dans la contemplation de la nature.

Depuis Homère jusqu'à Victor Hugo, tous les grands poètes l'ont compris. Leur pensée s'est tournée d'abord vers la divinité, — qui ne sait que, bien avant Homère, les Aèdes étaient des prêtres et que leurs hymnes, premier essor de la poésie, étaient des chants religieux ? — puis, ils ont exalté tous ces beaux sentiments : l'amour de l'humanité, l'amour de la patrie, l'amour de la femme, et c'est dans les voix de la nature et dans ses aspects variés et grandioses, qu'ils ont trouvé la divine musique et les magnifiques images de leurs vers.

Y a-t-il rien qui soit plus émouvant, qui pénètre plus profondément le cœur, que cette scène où le vieux Priam se jette aux pieds d'Achille et lui dit en pleurant :

« O Achille, n'offense pas les dieux et compatis à ma douleur, au souvenir de ton père. Je suis plus malheureux que lui, car j'ai eu la force de faire ce que jamais mortel n'a fait sur la terre : j'ai pressé sur mes lèvres la main de l'homme qui a tué mes enfants. »

Rien de plus patriotique que ces vers de Tyrtée :

« Il est beau pour un brave de tomber dans la bataille aux premiers rangs et de mourir en défendant sa patrie ; mais c'est chose honteuse qu'un cadavre mordant la poussière, le dos percé par une lance. »

La Lesbienne Sapho dit ses chants d'hyménée ; Anacréon ne fait vibrer sur sa lyre que les cordes de l'amour ; Pindare proclame que la tyrannie est odieuse ; Eschyle et Sophocle nous ravissent par leur élévation morale ; Aristophane fustige les vices avec indignation, et il nous montre dans « Les Oiseaux » quel sentiment exquis il avait de la poésie de la nature.

Après ces grands exemples, aurais-je besoin de montrer que le même but a été poursuivi par la poésie latine ! Puis-je cependant oublier Virgile, le poète épris de la nature, le poète humain qui, en étudiant les plantes, les chérit ou les déteste selon qu'elles sont utiles ou nuisibles à l'homme, et enfin le grand poète épique qui, dans *l'Énéïde*, nous fait de l'amitié la plus admirable peinture qui fut jamais :

Me, me ! adsum qui feci : in me convertite ferrum
O Rutuli ! mea fraus omnis ; nihil iste nec ausus,
Nec potuit : cœlum hoc et conscia sidera testor ;
Tantum infelicem nimium dilexit amicum.

O Nisus, ô Euryale, oui, sans doute, vous resterez éternellement dans la mémoire des hommes comme le type idéal de l'amitié !

Ne disposant que d'un espace restreint, je m'arrêterai à Virgile pour les Latins, et, après avoir rappelé ces divines créations de Shakespeare : « Juliette, Ophélie, Desdémone », j'aborderai immédiatement la poésie française.

C'est là qu'il faut chercher plus volontiers nos modèles, parce qu'ils sont plus près de nous, qu'ils ont écrit dans une langue qui nous est familière et dont nous connaissons toutes les nuances et toutes les beautés.

Comme chez les anciens, nous y trouvons le noble but de la poésie poursuivi et atteint. En étudiant et en méditant les poètes français, plus d'une fois, émus d'un légitime orgueil, nous sentons que si quelques-uns d'entre eux ne sont pas à la hauteur des Grecs et des Latins, plusieurs les surpassent par la vigueur des conceptions, par la connaissance intime du cœur humain, par la verve et l'originalité du style.

Ronsard nous initie à l'expression naïve, pourtant sensible, de l'amour et au charme de la nature ; Malherbe, qui a créé notre langue poétique, nous émerveille par son rythme harmonieux et ferme, par la variété et la beauté de ses images ; Régnier, l'auteur de *Macette*,

> De l'immortel Molière immortel devancier...

Régnier — qui ne doit être imité que par ses beaux côtés — nous fait haïr l'hypocrisie ; le grand Corneille nous enseigne que c'est dans les élans du cœur qu'on trouve les vers sublimes, et Racine nous séduit par la délicieuse musique de ses vers et par la peinture de sentiments qui nous touchent d'autant plus qu'ils sont conformes aux nôtres.

Que dirai-je de Molière, cet amant passionné de la vérité, que je n'hésite pas à préférer même à Aristophane ?

Il faut le lire et le relire, et après l'avoir relu il faut le relire encore. C'est dans son livre d'or qu'à chaque page éclate ce suprême bon sens qui fait parler le génie, comme dit Musset.

C'est avec lui que l'on apprend à penser et à écrire ; avec lui qu'on apprend à se connaître et à connaître les autres ; avec lui enfin que l'on apprend à vivre.

Et La Fontaine ! La Fontaine sera l'inséparable ami, le bon conseil dans les résolutions difficiles à prendre, la gaîté dans les jours moroses, l'aimable philosophie dans les revers et dans la vieillesse : La Fontaine sera le livre de chevet.

Il n'est peut-être pas l'égal de Molière, parce que ses peintures n'ont pas l'ampleur et le vigoureux relief de ces chefs-d'œuvre qu'on appelle : *le Misanthrope*, *Don Juan*, *Tartufe*, *les Femmes savantes*, mais il est aussi vrai que lui ; il moralise avec autant d'autorité et il est quelquefois plus fin.

La Fontaine n'est-il pas à Molière, dans la poésie, ce que Meissonier est à Delacroix dans la peinture ?

Je n'en finirais pas, si je voulais passer en revue et analyser tous nos poètes : aussi, pour abréger cette étude déjà longue, je vais — tout en saluant Voltaire, assis sur sa chaise de marbre au foyer des Français, — négliger le dix-huitième siècle, pour entrer dans le dix-neuvième, qui nous intéresse plus particulièrement, parce que nous sommes ses enfants et parce qu'il est l'expression la plus brillante de la poésie lyrique sous ses formes les plus sensibles et les plus élevées.

Parmi la remarquable pléiade de poètes qui seront la gloire du dix-neuvième siècle, trois portent au front l'étoile du génie. Ai-je besoin de les nommer? Qui ne connaît cette trinité sublime : Hugo, Lamartine et Musset !

Elevons-nous vers Dieu avec Lamartine dans le consolant espoir d'une vie meilleure et éternelle ; avec Musset, enivrons-nous du vin de la Jeunesse et pleurons avec lui nos illusions mortes; avec Victor Hugo, ce génie qu'on ne peut comparer qu'au divin Platon, ce cerveau extraordinaire, où plutôt cette immense ruche où les pensées — ces abeilles — ont travaillé, pendant plus de soixante ans, pour laisser à la postérité le miel le plus suave de la poésie, avec Victor Hugo perdons-nous dans la contemplation profonde et douce de la nature.

De cette intimité et de cette alliance de notre pensée avec les chefs-d'œuvre des maîtres, il nous restera un essor et un enthousiasme qui nous élèveront au-dessus de nous-mêmes.

Le poète, que la soif de l'idéal dévore sans cesse, ne se désaltère qu'aux sources fortifiantes et sacrées de l'âme et de la nature. Il a en horreur l'obscénité honteuse. Il fuit comme l'ennui la banalité servile et poursuit éternellement son rêve impossible à finir.

Il n'oublie jamais que la clarté est la première, l'indispensable qualité d'un écrivain. Il sait que, sans elle, les conceptions les plus larges sont des images confuses et fugitives que la pensée ne retient pas ; — les vers les plus pompeux et les plus sonores, de vains bruits qui ne trouvent jamais d'échos assez puissants pour les répéter d'âge en âge.

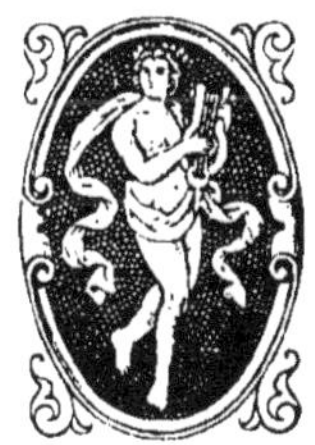

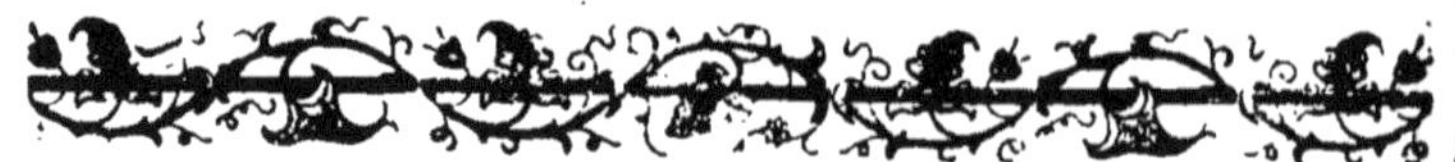

ÉTUDE BIBLIOGRAPHIQUE SUR *MARIUS DARNAY*

Roman d'Auguste Chauvigné

La *Revue littéraire de Touraine* a déjà annoncé le grand roman de mœurs, *Marius Darnay*, de M. Auguste Chauvigné, homme de lettres, qui a publié plusieurs brochures intéressantes.

Ce livre, qui obtient un vif succès depuis un mois, se distingue parmi les nombreuses publications de ce genre, par des qualités si supérieures, que je croirais manquer à un devoir de bonne confraternité en ne disant pas ici tout le bien que j'en pense.

Marius Darnay est le fils d'un marchand de fer, enrichi après trente ans d'économie et de travail.

Tout jeune, il se révèle artiste, au grand désespoir du commerçant. Les enfants artistes ont été de tout temps les bêtes noires de leurs parents. Mais Marius finit par triompher de l'horreur de son père pour la peinture et, après quelques années d'études sérieuses et d'éclatants succès, il se fait un nom à Paris.

Cependant, le père Darnay avait acheté, non loin de Blois, une magnifique propriété où il venait passer ses loisirs et où il recevait volontiers ses amis. Il l'avait surnommée *Les Délices* : c'était un nom, comme celui de Sans-Souci, d'un favorable augure. C'est là que nous trouvons, un jour, dans tonte la force de sa jeunesse et dans tout l'éclat de sa gloire naissante, le jeune peintre, orgueil du père Darnay, qui songe déjà à le marier avec Mlle Germaine Delanoue — belle et riche héritière, mais orgueilleuse et insensible nature, tandis que son fils n'a aucune inclination pour elle et aime déjà Mlle Marcelle Dupuis, un cœur d'ange, un type de Madone, mais relativement pauvre.

Le marchand de fer, qui traite de niaiseries les élans de l'âme et les choix du cœur, ne consentira jamais à cette honte, l'union de Marius avec une fille sans dot. Germaine Delanoue est riche, fort riche : c'est la femme qu'il faut à Marius.

Le fils résiste d'abord, mais il finit par plier devant la volonté paternelle. Il épouse Mlle Delanoue et, quelques mois plus tard, Mlle Dupuis, le cœur blessé, devient Mme Grandval. Les deux mariages sont malheureux : Mme Grandval perd son mari et sa fille, et Germaine, surprise en flagrant délit d'adultère, se tue avec son amant pour échapper à la vengeance de Marius, à qui Mme Grandval, par son amour toujours vivant et par son sang-froid, épargne un double meurtre.

Après ce coup de foudre dans sa vie, le malheureux artiste part pour l'Orient. Il en revient au bout de quelques mois, l'esprit de nouveau ouvert à la douce lumière de l'art, et, en se penchant un jour sur le miroir longtemps troublé, maintenant éclairci de son cœur, il y retrouve la fidèle image de Mme Grandval, qu'il épouse bientôt.

Tels sont, avec quelques personnages anecdotiques pris sur le vif, les acteurs du sombre drame qu'a préparé le père Darnay, par son avarice et sa volonté de fer.

Le type du père Darnay est tracé de main de maître. Il est vrai. Il faut n'avoir pas vécu pour n'avoir pas trouvé sur sa route quelques-uns de ces hommes durs qui sacrifient tout à leur dieu : « l'Argent. »

L'amour, pour eux, n'est qu'une banalité humaine, un appel trompeur auquel l'homme fort et raisonnable ne doit jamais répondre sans réflexion.

Darnay, — toutes proportions gardées, — ressemble au père Grandet. Il n'est peut-être pas son cousin germain, mais il est de sa famille, et cette parenté, quoique éloignée, est bien faite pour flatter notre jeune romancier.

Le caractère de Marius aurait peut-être demandé un peu plus de relief ou plus d'indépendance. Cependant, si le jeune peintre n'épouse pas Germaine, le roman est à refaire et le moraliste n'arrive pas à ses conclusions.

Et puis, on le sent bien, la liberté de la vie parisienne, l'âge même, n'ont pas encore étouffé dans le cœur du fils la crainte du père. Je n'insisterai donc pas davantage sur ce point, et je passerai immédiatement au vigoureux contraste de l'orgueil et de l'égoïsme avec la pudeur et le sacrifice, de Mme Darnay avec Mme Grandval.

Ces deux caractères de femme, dont l'opposition est si remarquable depuis les premières pages jusqu'aux dernières, donnent au livre un intérêt soutenu, qui devient un charme pénétrant pour le lecteur. Ils sont beaux l'un et l'autre parce qu'ils sont vrais, parce qu'ils sont *vécus*. Hélas ! on rencontre à chaque pas dans la société actuelle des femmes comme Mme Darnay.

L'éducation est si négligée de nos jours que bien des jeunes filles, abandonnées au courant de la vie, deviennent insensiblement et sans s'en apercevoir de frivoles coquettes, n'ayant ni vertus, ni remords, et qui ne seront jamais les fortes mères qui doivent donner des défenseurs à la patrie.

Il existe heureusement encore, dans l'atmosphère heureuse des familles tranquilles, des jeunes filles dont la vie est un charme pour ceux qui les comprennent.

Comme les lis de la vallée, elles répandent autour d'elles le parfum enivrant de leur âme.

Heureux ceux à qui elles consacrent leur vie. Elles leur donnent, avec leur amour toujours fidèle, un avant-goût du ciel.

En somme, *Marius Darnay* est un bon et beau livre. Il est écrit dans un style original et pur. Il est plein d'observations justes, fines, parfois profondes, et il fera son chemin. La scène dramatique de la fin est superbe, et qu'on ne vienne pas me dire qu'elle est immorale. Elle est le dénouement fatal et nécessaire du drame. Elle est naturelle.

Le moraliste nous fait voir le danger des mariages forcés, des unions mal assorties. Il donne une terrible leçon à tous ceux qui ne voient que l'argent dans l'acte le plus important de la vie.

Les cœurs vont à l'amour comme l'onde à la mer, a dit, s'il m'en souvient bien, Edouard Pailleron : c'est une vérité poétique qui est éternelle.

Dieu a mis ses intentions dans les fleurs comme il les a mises dans les âmes! O pères, ô mères de famille, songez au marchand de fer, quand vous marierez vos fils ou vos filles!

Le titre du volume : *Les Incompris*, nous fait espérer toute une série de livres de mœurs : c'est une espérance, j'en suis convaincu, qui ne sera pas déçue. La noblesse de l'esprit, c'est le talent ; M. Chauvigné la possède, et il n'ignore pas le vieil adage : « Noblesse oblige! »

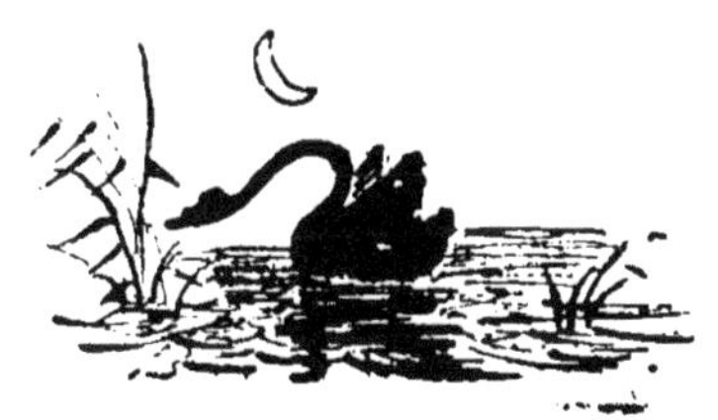

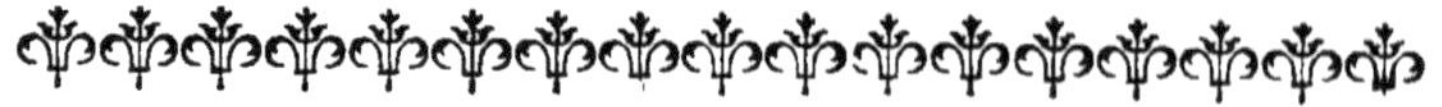

LETTRE DE VICHY

A mon vieil ami A. Bourgeois,
Président de l'*Académie Champenoise.*

MON CHER AMI,

Vous m'avez demandé et je vous ai promis de la copie pour la charmante *Revue littéraire de la Champagne.*

Malgré une chaleur tropicale et la pressante invitation du farniente, qui me conseille la somnolence, — cette indicible béatitude où les pensées ondoyantes, indécises, à demi voilées, papillonnent ou s'extasient dans les bleus paradis du rêve, — je prends la plume pour causer quelques minutes avec vous.

Mais quel sera le sujet de notre causerie ? Ferons-nous de la chronique théâtrale ou de la critique littéraire ?

Non, n'est-ce pas : parlons plutôt d'actualité :

De ce monde enchanté de la saison des bains,
Qui s'en va, sans poser le pied sur les chemins.

Et, puisqu'une bonne fortune m'a conduit à Vichy, je vais vous dire, *currente calamo*, tout le bien que j'en pense.

Cependant avez-vous remarqué, mon ami, comme depuis quelque quarante ans, on devient altéré des eaux thermales ?

Jadis, la fashion et la haute finance, menant la vie *four in hand*, seules se donnaient le luxe de nos stations balnéaires et de nos plages : la petite noblesse besogneuse et les bourgeois, qu'ils fussent dyspeptiques, arthritiques, bronchitiques, phtisiques, rachitiques ou anémiques, ne connaissaient que de nom Vichy, Néris, Cauterets, les Eaux-Bonnes, Royan ou Biarritz.

Aujourd'hui, il n'existe pas une petite ville, que dis-je, un hameau, où quelqu'un de ses habitants n'ait apprécié les bienfaits des eaux minérales prises à leurs sources.

Cela tient à ce que l'aisance s'est insensiblement répandue dans les classes ouvrières et laborieuses, à ce que la science a fait de nouvelles et imposantes conquêtes et enfin à ce que l'on franchit avec la vapeur de très grandes distances en un temps relativement court.

Et c'est une consolante espérance de voir l'humanité faire chaque jour un pas en avant dans la possession du bien-être, pour lequel elle travaille et après lequel elle soupire depuis tant de siècles, — et d'admirer la lutte victorieuse de l'art sur l'empirisme et sur la souffrance de nos organes malades.

Et le penseur épie et le hasard révèle...

comme dit le grand poète humanitaire qui dort sous les dalles du Panthéon.

* * *

Mais je reviens à Vichy, station sans rivale, et qui a bien mérité son nom de « Reine des Eaux. »

Elle doit sa vogue toujours croissante et sa grande attraction à l'incontestable efficacité de ses eaux curatives dans les affections de l'estomac et du foie, dans la goutte, cette cruelle ennemie des gens de cabinet, des bureaucrates, des ronds-de-cuir.

Et quelle délicieuse retraite pour tous les fatigués des peines intellectuelles ou morales, pour l'homme de lettres et pour l'artiste, pour tous ceux enfin dont l'esprit, toujours tendu et toujours attentif, sans cesse à la poursuite d'un objet difficile à définir et à saisir, a besoin de repos, de fraîcheur et de solitude !

Quel Eldorado pour le poète à la *pipée* des vers mélodieux, pour l'enfant qui s'amuse et pour le vieillard qui rêve !

Vichy... c'est la campagne et c'est aussi la grande ville, avec leurs agréments et leurs plaisirs divers.

Il possède un casino qui peut rivaliser de richesse, de confort et d'élégance avec les plus beaux monuments de ce genre.

Vous y trouvez salons de jeux, de billard, de lecture; fumoirs, et surtout une splendide et spacieuse salle de spectacle où il vous sera parfois loisible de voir briller, les soirs, une étoile de nos meilleures scènes parisiennes, d'entendre les opéras des maîtres et les pièces les plus vantées du répertoire de nos grands théâtres.

Il s'ouvre sur le vieux parc planté d'ormeaux et de superbes platanes, conservant jusqu'à la fin d'août leur fraîcheur et leur ombrage.

Le vieux parc, magnifique promenade, décorée de kiosques élégants et garnis de porcelaines artistiques, de cristaux de Bohême, de bijouterie d'art, et semée, çà et là, d'étalages lilliputiens où de petits boutiquiers débitent interminablement leur pittoresque boniment, pour vendre aux naïfs d'incroyables souvenirs de Vichy et l'orviétan, guérissant tous les maux; le parc, où l'on fait tous les jours, de deux à quatre heures, de très bonne musique, est le rendez-vous de tous les baigneurs, venus des cinq parties du monde.

Et je ne sais rien de plus curieux, de plus piquant pour le chroniqueur attentif, que le spectacle de ces foules bariolées, de toutes les nationalités, de toutes les classes, se coudoyant, s'observant, s'admirant, se raillant mutuellement sur une toilette tapageuse et ruineuse ou sur une mise ridicule et surannée.

Vous décrirai-je, orné de ses chalets peints et tapissés de lierre et de plantes grimpantes, le nouveau parc avec ses massifs de rosiers nains, ses mosaïques de fleurs rares, ses peupliers énormes, ses grands saules pleureurs penchés sur les pièces d'eau, son joli bois de bouleaux grêles et gémissants, et ses larges allées d'où la vue s'étend sur le cours de l'Allier et sur son barrage géant !

L'intérieur de Vichy, après ses grands hôtels et ses cercles, où l'on taille trop le bac, n'offre de remarquable que l'établissement thermal, la tour de l'Horloge et le pavillon de Mme de Sévigné.

Ses environs sont curieux à visiter, et un service de voitures, fort bien organisé, vous permettra de faire rapidement et à des prix abordables, des excursions qui vous laisseront dans l'esprit de gracieux paysages.

L'Ardoisière, la Montagne verte, les Malavaux, Raudan et le vieux Manoir féodal restauré de Bourbon-Busset, qui conserve encore un aspect véritablement grandiose, sont les lieux favoris des touristes.

Si vous allez à Bourbon-Busset, passez par l'Ardoisière, où vous pourrez déjeuner, et si vous êtes, comme je n'en doute point, mon cher lecteur, un gourmet, demandez à l'hôtelier des truites du Sichon, petit cours d'eau qui roule sur un lit de cailloux, en faisant les plus gracieux méandres.

Cette excursion, avec ses accidents de terrain, ses gorges étroites et ombragées, où murmure le Sichon, vous rappellera en petit les gorges profondes et boisées où retentit la voix puissante du gave.

Et maintenant, *all right*, mon cher ami, après un tel tableau de ce coin du paradis terrestre, si l'envie vous prenait de venir le voir, quel est donc le poète, même le plus irritable, qui pourrait me dire : *Oleum perdidisti ?*

DU PATRIOTISME

DISCOURS PRONONCÉ A LA DISTRIBUTION DES PRIX

de l'École de garçons de Magnac-Laval

le 18 août 1895

JEUNES ÉLÈVES,

Après les paroles que vous venez d'entendre, vous pouvez être fiers de votre maître, dont les pensées sont l'expression la plus pure d'une âme élevée et d'un esprit délicat et très cultivé.

M. Rouel vous a enseigné tous vos devoirs. Je n'aurais donc rien à ajouter à son beau discours.

Cependant, avant de vous quitter, vous voulez bien, n'est-ce pas, mes chers enfants, que je vous parle, quelques minutes seulement, du Patriotisme ?

Le Patriotisme ! Quel grand mot par les horizons qu'il ouvre à la pensée : je n'en connais pas de plus noble dans notre langue française, si riche en mots sublimes.

C'est le Patriotisme qui a fait et qui fera toujours la vitalité de la France.

Un peuple patriote prend racine dans la terre mère et ne peut pas mourir.

En France, les traîtres sont bien rares. Ils nous apparaissent comme des monstruosités pathologiques ; aussi, laissez-moi dire avec vous : « Tous les Français sont patriotes. »

Etudiez notre histoire : à ses premières pages, vous rencontrerez un exemple de patriotisme comme il n'en existe dans les annales d'aucun peuple.

Ai-je besoin de vous rappeler le grand Brenn chevelu, soulevant toute la Gaule contre les Romains, luttant d'abord avec avantage contre le plus puissant génie militaire de l'antiquité et venant, après la défaite, se livrer à César pour sauver son armée ?

N'est-ce pas, jeunes élèves, qu'on tressaille dans tout son être, qu'on est fier d'être Français, qu'on sent fermenter dans son cœur le vieux sang gaulois, dont les Barbares ni le temps ne tariront jamais la source, quand on évoque le souvenir de Vercingétorix, le premier des grands patriotes !

Mais si Vercingétorix fut le premier des grands patriotes, il ne fut pas le dernier ; bien d'autres après lui méritèrent ce nom glorieux.

Vous nommerai-je Charlemagne, qui battit les Saxons, Jeanne d'Arc qui chassa les Anglais, Louis XI même qui sacrifia tout à la grandeur de la France, enfin tous les grands généraux de la République ?

Le soldat est avant tout un patriote, puisqu'il est le défenseur de la patrie ; c'est lui qui verse son sang pour garder nos frontières, pour faire respecter nos foyers, et à ce titre nous devons le regarder comme le patriote par excellence.

Mais n'allez pas croire que le patriotisme existe seulement dans l'armée. En effet, ne furent-ils pas aussi de grands patriotes, les Sully, les Richelieu, les Colbert, les Turgot, les Trudaine, Rouget de Lisle et Gambetta, cette incarnation superbe de la défense nationale ?

Le patriotisme éclate dans les sciences comme dans les arts.

Le chimiste, courbé sur les alambics et poursuivant, au milieu de dangers sans nombre, le problème à résoudre, qui, jaloux de la gloire de son pays, devient par ses découvertes un bienfaiteur de l'humanité, celui-là encore est un patriote et dans le sens le plus élevé du mot.

Il en est de même du peintre et du poète, du travailleur patient et modeste comme Bernard Palissy, brûlant jusqu'à son mobilier pour trouver l'émail, ou de l'artiste inspiré comme Lulli ou Gounod, qui n'ont qu'un but dans leur vie : le rayonnement du génie français à travers le monde.

Mais il n'est pas nécessaire d'occuper les plus hauts emplois et les plus grandes dignités pour faire preuve de patriotisme : l'ouvrier peinant toute l'année sur son métier, le laboureur travaillant le sol par les chaleurs torrides de l'été ou par les rigueurs de l'hiver, pour augmenter leur petite fortune, tous les deux sont des patriotes ignorés.

Par leur travail opiniâtre de chaque jour, en effet, ils contribuent à la richesse nationale, et, ne l'oubliez pas, mes chers enfants, dans nos derniers désastres, c'est l'épargne des petites bourses qui a payé notre rançon et qui a sauvé la France, que nos ennemis croyaient à jamais ruinée et incapable de se relever. Et c'est aussi l'épargne qui nous a fait des amis et qui nous permet aujourd'hui d'envisager l'avenir avec confiance.

Et vous aussi, mes enfants, vous serez bientôt des patriotes. Que dis-je ! vous serez ! vous l'êtes déjà, car vos maîtres ont jeté en vous la semence du travail et du patriotisme, qui commence à germer dans vos cœurs et dans vos intelligences.

Encore quelques années, et la bonne semence aura grandi, et la bonne semence sera mûre, et vous serez alors des hommes courageux, capables de servir votre pays et de défendre la République, qui a tant fait pour vous.

Je voulais vous dire quelques mots seulement, et je me suis laissé entraîner bien loin sur la pente du patriotisme ; j'ai retardé pour vous de quelques instants la joie des récompenses et de la liberté : ne m'en blâmez pas trop, mes jeunes amis; c'est mon affection pour vous qui m'a fait vous garder plus longtemps.

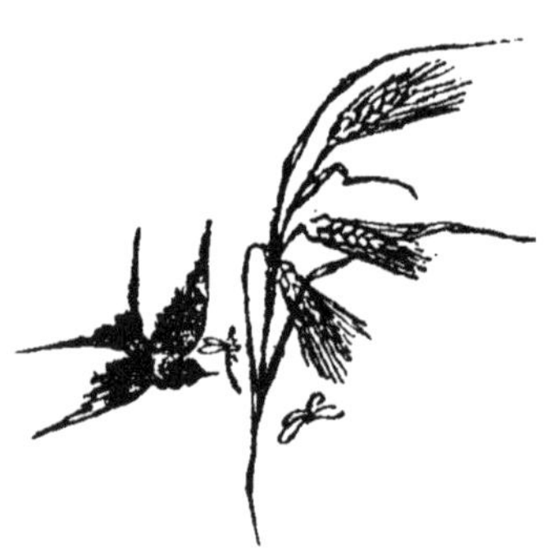

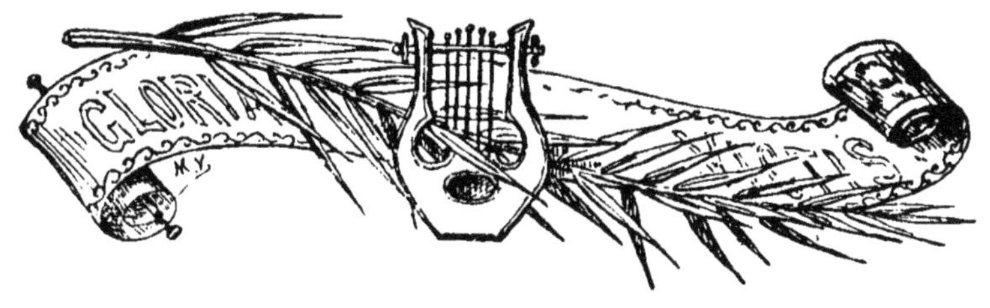

LA MÈRE JEANNETTE

(NOUVELLE)

Vous ne connaissez pas la Roche-aux-Lierres, ami lecteur?... Eh bien, imaginez-vous, dans un des sites les plus pittoresques du Berry, que George Sand a peint avec les ardentes couleurs de son style, un grand château féodal où l'on pénètre par un large perron dont les marches, à demi rongées par les pluies et les gelées, disparaissent sous la mousse épaissie qui verdit chaque printemps.

Bien des pierres sont tombées des tours, qui ne s'élèvent plus qu'à quelques pieds de terre ; bien des jours, des mois et des années ont passé sur l'antique demeure, depuis que, dans la sérénité de leur amour, le comte et la comtesse de Haut-Castel, par une charmante matinée d'août, ont descendu les marches tremblantes du vieux perron.

Le château s'élève au milieu d'un parc immense, jadis entouré de hautes murailles qui sont aujourd'hui tombées au fond des fossés que les petits pâtres franchissent sans peine, pour aller dénicher les oiseaux dans les fourrés.

Abandonné à l'invasion des ronces et des herbes parasites, le parc n'est plus, avec ses grands arbres aux branches enchevêtrées, qu'un inextricable fouillis que le soleil de juillet lui-même ne peut traverser de ses flèches d'or.

Cependant quelques allées de chênes centenaires, formant comme des voûtes de cathédrales, se profilent encore dans l'étendue des bois.

Délicieuses retraites pour les amants et les poètes, chercheurs de solitude et de mystérieux abris, ces allées étaient surtout connues à cause de la mère Jeannette, qui, durant toute l'année, les parcourait sans cesse.

La mère Jeannette! Ah! lecteur, laissez-moi vous la faire aimer, en vous contant son histoire.

Depuis trente ans environ, elle habitait le hameau le plus rapproché de l'ancien château. A son arrivée au village, on l'avait interrogée sur son pays, son âge et sa famille ; mais elle n'avait pas répondu aux questions indiscrètes, et comme elle pleurait et riait sans motifs apparents, qu'elle ne travaillait pas, qu'elle errait sans cesse dans les bois, on l'appelait « la Folle » et on la laissait vivre à sa guise.

Ayant dit un jour à un enfant qui lui demandait son nom qu'elle s'appelait Jeanne, on l'avait, depuis lors, surnommée la mère Jeannette.

Jamais elle ne demandait l'aumône ; mais elle prenait le pain et les fruits que les enfants glissaient sous sa porte, en son absence.

Pauvre mère Jeannette ! quoique bien vieille, bien courbée, elle n'en trottinait pas moins sans relâche sous les chênes, qui semblaient écarter leurs branches pour la laisser passer...

Moi, qui suis un vieux chasseur, et qui l'ai maintes fois rencontrée dans l'ancien parc, la voyant, le mois dernier, maigre et toute chancelante, je lui demandai si elle souffrait.

— Non ! me répondit-elle ; pourtant, je sens que je m'en vais, et je crois bien que je mourrai le 2 août prochain.

Je n'avais pas attaché d'importance à cette date prophétique ; mais hier, 4 août, les gens du hameau se disaient que nul n'avait aperçu la mère Jeannette depuis deux jours.

« Serait-elle morte ? » me dis-je ; et je passai

toute la journée à fouiller sans succès les lieux qu'elle avait coutume de fréquenter.

Cependant, pénétré plus profondément de l'idée que les jours de la pauvre vieille étaient finis, je continuai mes recherches le lendemain, et je la trouvai à la nuit tombante dans un petit coin solitaire qui m'était inconnu.

Son corps chétif, couvert d'une robe en lambeaux, était couché dans les herbes profondes et ressemblait à un tas de feuilles mortes que les hasards du vent auraient rassemblées au pied d'un arbre à la fin de l'automne.

Je n'oublierai jamais le saisissant tableau qui frappa mes regards :

La tête de la morte reposait au pied d'un hêtre énorme où d'indéchiffrables noms avaient été gravés jadis ; ses pieds touchaient un banc de pierre en ruine et ses deux mains disparaissaient dans des touffes de myosotis et de pervenches qui bordaient une fontaine voilée par des herbes penchées.

On la porta dans les ruines du château et, en la déshabillant pour la mettre au cercueil, on trouva sur son cœur, dans un petit sachet de vieille soie usée, le portrait en miniature du comte de Haut-Castel, avec celui de sa femme et celui de son fils.

Alors tout me fut expliqué, car chacun au village connaissait les malheurs des châtelains de la Roche-aux-Lierres.

. * .

Jeanne de Troyes, fille d'un ancien général de la République et d'une jeune créole, était sortie à dix-huit ans, orpheline, d'un des meilleurs couvents de France, pour devenir la brillante comtesse de Haut-Castel.

La jeune femme était belle comme une vierge du Perugin. Elle était simple, intelligente et bonne, et le comte de Haut-Castel unissait à la plus rare distinction une douceur et une égalité de caractère qui en faisaient un homme à part dans le high-life de la vieille société française.

Le lendemain des noces, enchantés, éblouis, ravis... ils partirent pour la Suisse, ce rêve des jeunes époux.

Cependant, n'étant en extase et en admiration que devant eux-mêmes, ne regardant que dans leurs yeux, ils revinrent de leur voyage sans avoir rien vu, mais plus amoureux que jamais.

En rentrant en France, Jeanne dit au Comte :

— Où allons-nous ? Si nous allions habiter, rajeunir les ruines du vieux château dont vous m'avez tant parlé ?

— Y songez-vous ? s'écria-t-il, c'est le nid des hiboux : à peine y trouverions-nous trois ou quatre pièces mal closes, avec quelques meubles datant de Henri II, et puis, c'est la solitude.

— La solitude ! vous blasphémez, reprit-elle doucement : la solitude, pour moi, n'existe qu'aux lieux où vous n'êtes pas.

— Soit, partons pour la Roche-aux-Lierres.

A cette époque, le château, quoique délabré, conservait un aspect imposant.

La plus haute des tours se dressait fièrement au-dessus du ravin des Hulottes et servait d'habitation au garde-chasse ; l'autre, presque décapitée par les ouragans, les flancs ouverts, en proie aux vents du nord, menaçait chaque jour de s'écrouler dans le torrent, qui coule à cent mètres au-dessous d'elle.

Cependant, un vieux lierre plusieurs fois centenaire, l'étreignant avec force et non sans grâce, s'ébouriffait au-dessus de son front effrité, comme une abondante chevelure.

Des fenêtres sans vitres, tristes comme des orbites sans yeux, laissaient voir du dehors les vastes salles du château, où les hirondelles bâtissaient des nids chaque printemps et où, l'hiver, les oiseaux de nuit poussaient des cris lugubres.

Et c'est dans cette demeure que, deux mois environ après leur mariage, le comte et la comtesse de Haut-Castel vinrent cacher leur bonheur.

On avait préparé à la hâte, sur un ordre du comte, les pièces habitables ; les fenêtres vermoulues avaient été réparées et ouvertes aux brises embaumées, et le soleil, étonné, avait, un beau matin, choisi ses plus doux rayons pour entrer dans le vieux manoir.

Ce fut une heureuse journée, la plus heureuse sans doute de sa vie, que celle où la jeune femme, s'éveillant dans une alcôve contemporaine de Louis XIII, dit d'un petit air vainqueur à son époux charmé :

— Charles, par cette belle matinée, allons éveiller les oiseaux dans le parc et surprendre les fleurs qui vont s'ouvrir.

Et ils partirent.

Je vais vous narrer leur promenade telle que la jeune comtesse l'a racontée jadis à mon arrière-grand'mère.

*
* *

« C'était le deux août ; nous quittâmes le château dès le matin : déjà le ciel était d'un bleu clair admirable ; çà et là, quelques petits nuages ouatés se détachaient gracieusement sur l'azur ; des bruissements de feuillages et d'herbes semblaient sortir des bois ; les fauvettes, les bouvreuils, les mésanges chantaient dans les branches ; les ruisseaux jasaient sous la mousse et les iris ; la rosée étincelait dans les champs : toutes les voix de la création célébraient les louanges de Dieu. J'étais ravie.

9..

Nous marchions doucement sous les chênes où roucoulaient les ramiers et les tourterelles ; ma main serrait la sienne ; nous ne nous disions rien.

Cependant il me prit dans ses bras, et je sentis comme une chaude pluie arroser mes joues.

— L'amour fait donc pleurer ? m'écriai-je.

— Oui, dit-il, les larmes sont la suprême expression de l'amour heureux.

— Tu es donc heureux ?

— Les langues humaines ne pourraient rendre mon bonheur. Je suis plus heureux que la source ombragée qui s'en va lentement sur le sable jusqu'à la mer ; plus ravi que l'oiseau grisé de soleil, de verdure et d'harmonie, qui chante son hymne plein de passion et de poésie ; plus enivré de lumière et de liberté que l'isard qui salue l'aurore au sommet du Vignemale, parce que, au delà des horizons de la vie, je vois en Dieu l'éternité de notre amour.

Il me fit asseoir sur un vieux banc de pierre, près d'une fontaine où fleurissaient des myosotis et des pervenches, et, après en avoir cueilli un bouquet qu'il mit coquettement à mon corsage, il prit ma tête entre ses deux mains si douces, il approcha ses yeux bien près des miens, et m'embrassa longtemps, longtemps...

Il me laissa seule un instant, revint les mains pleines de noisettes et de fraises parfumées ; puis, roulant jusqu'à mes pieds une grosse pierre qu'il garnit de mousse, il me dit tout bas : « Régale-toi ! »

Nous restâmes jusqu'au soir dans ce coin du paradis, et, avant de le quitter, sur l'écorce d'un hêtre, nous gravâmes nos prénoms.

Il traça le premier le sien, « Charles », puis j'écrivis au-dessous : « Jeanne et Charles. »

— Pourquoi écris-tu de nouveau mon nom ? me demanda-t-il.

Je me jetai dans ses bras. Il me comprit et ce fut à mon tour de pleurer... »

Ne riez pas de tout cela, lecteur. Si vous avez jamais aimé, vous devez le sentir et le comprendre. L'amour n'est rien sans ces intimes épanchements, sans ces adorables enfantillages.

* * *

Un an plus tard, ils revinrent s'asseoir sur le banc de pierre ; mais cette fois ils étaient trois. La jeune mère tenait entre ses bras un blond chérubin qu'elle appelait Charles, et elle se penchait sur le miroir de la fontaine pour s'y voir avec son fils, dont elle avait orné la tête d'une couronne de myosotis et de pervenches.

Hélas ! quelques semaines après ce doux pèlerinage, le vieux marquis de Haut-Castel, criblé de dettes ignorées, descendait au tombeau, entraînant dans sa ruine toute sa famille.

Cet éclat de tonnerre ne troubla pas la quiétude de la jeune femme ; mais il foudroya le comte, qui voyait dans ce désastre l'effondrement de toutes ses espérances.

Il ne put résister au choc de la fortune adverse et mourut d'une congestion cérébrale un mois après la terrible catastrophe.

La comtesse supporta d'un cœur héroïque la plus profonde des douleurs ; mais, pour échapper au désespoir, elle n'eut qu'à se pencher sur le berceau de son fils souriant.

Elle vendit ses bijoux et travailla.

Pendant plus de vingt ans, elle passa ses journées et bien souvent ses nuits à peindre des fleurs : ce qu'elle gagnait dans cette tâche ingrate lui suffisait pour vivre et payer les mois de classe de son fils bien-aimé.

Le jeune comte, doué d'une intelligence supérieure et d'une exquise sensibilité, pénétrant l'affection et l'horrible détresse de sa mère, avait fait rapidement d'excellentes études et venait de sortir brillamment d'une des plus grandes écoles de Paris.

Pour la première fois, depuis bien des années, la comtesse souriait, et, tout en vendant ses dernières reliques pour rendre plus éclatante l'entrée de son fils dans le monde, elle songeait déjà à racheter dans l'avenir les ruines de la Roche-aux-Lierres.

Cependant le jeune homme avait été invité, dans la forêt de Fontainebleau, à une chasse où il devait rencontrer Mlle de Belair, dont il était secrètement épris, sans avoir encore osé faire à la comtesse l'aveu de son amour plein de naïveté.

Les hasards de la chasse avaient mis plusieurs fois en présence les jeunes gens, et ils étaient en conversation presque tendre, quand un cerf, débuchant soudain, fait peur au cheval de Mlle de Belair, qui est précipitée dans un ravin. N'écoutant que la voix de son cœur, le comte vole au secours de celle qu'il aime, et il vient se briser la tête contre un rocher.

La jeune fille était légèrement blessée ; le jeune homme était mort.

Quand on apporta à la comtesse le corps de son fils, son cœur se brisa dans sa poitrine ; son cerveau éclata... et elle devint folle.

Après plusieurs années de séjour dans une maison d'aliénés, elle en sortit à demi guérie.

Elle avait des éclairs de raison et elle restait pensive des mois entiers plongée dans un silence obstiné et une sombre mélancolie.

La pauvre femme quitta Paris et l'on n'entendit plus parler d'elle.

C'est alors qu'elle vint se réfugier non loin des ruines du vieux manoir.

Nul n'avait reconnu dans la mère Jeannette la brillante comtesse d'autrefois. C'est que tant de douleurs l'avaient profondément changée. Une seule chose était restée vivace au fond de son cœur : le souvenir du bonheur disparu, souvenir inconscient peut-être à certaines heures et purement instinctif, mais plus touchant encore par cela même.

C'est ce sentiment qui avait ramené la noble femme au pied de l'arbre sanctifié par des serments d'amour religieusement tenus : elle avait voulu mourir où elle avait aimé.

TABLE DES MATIÈRES

Variétés

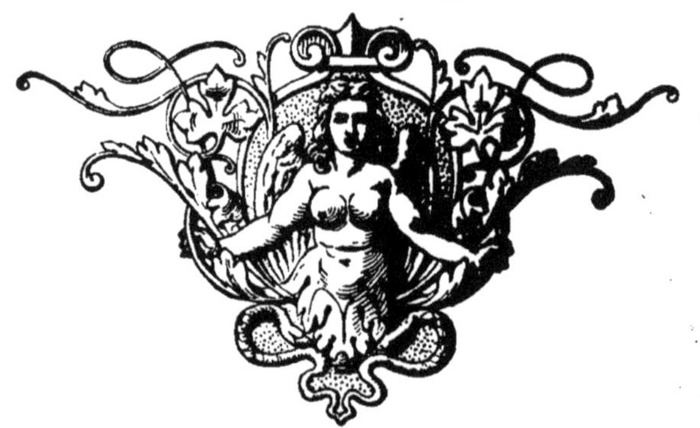

PARIS
IMPRIMERIE LUCIEN DUC
35, RUE ROUSSELET, 35

OUVRAGES DE LUCIEN DUC

Souvenirs du siège de Belfort
(Correspondance et journal d'un mobile du Rhône)
Un volume in-12, 1871 . . . . 2 fr.

Mémoires d'un Ecolier
Un volume in-8°, 1884. . . . . 2 fr.

Étude raisonnée de la Versification française
Avec un choix de poésies
Un volume in-8°, 1889 . . . . 3 fr.

Souvenirs d'Ecole normale
Un volume in-8°, 1891 . . . . 2 fr.

Li sèt rai de moun estello
Un volume in-8°, 1891 . . . . 2 fr.

MARINETO
Poème provençal, avec traduction en vers français par J. Monné.
Uu beau volume in-8° de 352 pp. illustré, 1894 . . 6 fr.

En Provence
Etude de mœurs et relation de voyage . . . 2 fr.

MÉDAILLONS LITTÉRAIRES & ARTISTIQUES DE LA PROVINCE
Un joli vol. in-18, avec 12 portraits par Sauvage, Fraipont, etc.
(Sur papier teinté : 2 fr. — sur simili-Japon : 3 fr.)

J. Monné. — **Casau,** drame hist. en 5 actes, en vers provençaux, avec la traduction en vers français par M. Cognat. Un volume in-18, 1893 . . . . 3 fr. 50
» **J. Roumanille,** étude félibréenne . . . 0 fr. 75

Jules Daveigno. — **Le livre du cœur,** poésies . 3 fr.

Paul Mangin. — **Angoisses d'âme,** études et poésies 3 fr. 50
» **L'année d'autrefois en Provence** 2 fr.

Victor Duclos. — **Jean Aicard,** étude biographique 1 fr.

P. DUZEA. — *Rimes iambiques*, 1 v. *les Gracques, Vercingétorix, Théodoric, Camille Desmoulins, Le czar Pierre III et Catherine II*, tragédies en 5 actes. Chaque volume . 2 fr.

G. Leprévost. — **Entre rayons et ombres,** poésies 4 fr.

— Envoi franco contre mandat-poste à M. L. Duc —

Imprimerie L. DUC, 35, rue Rousselct, Paris

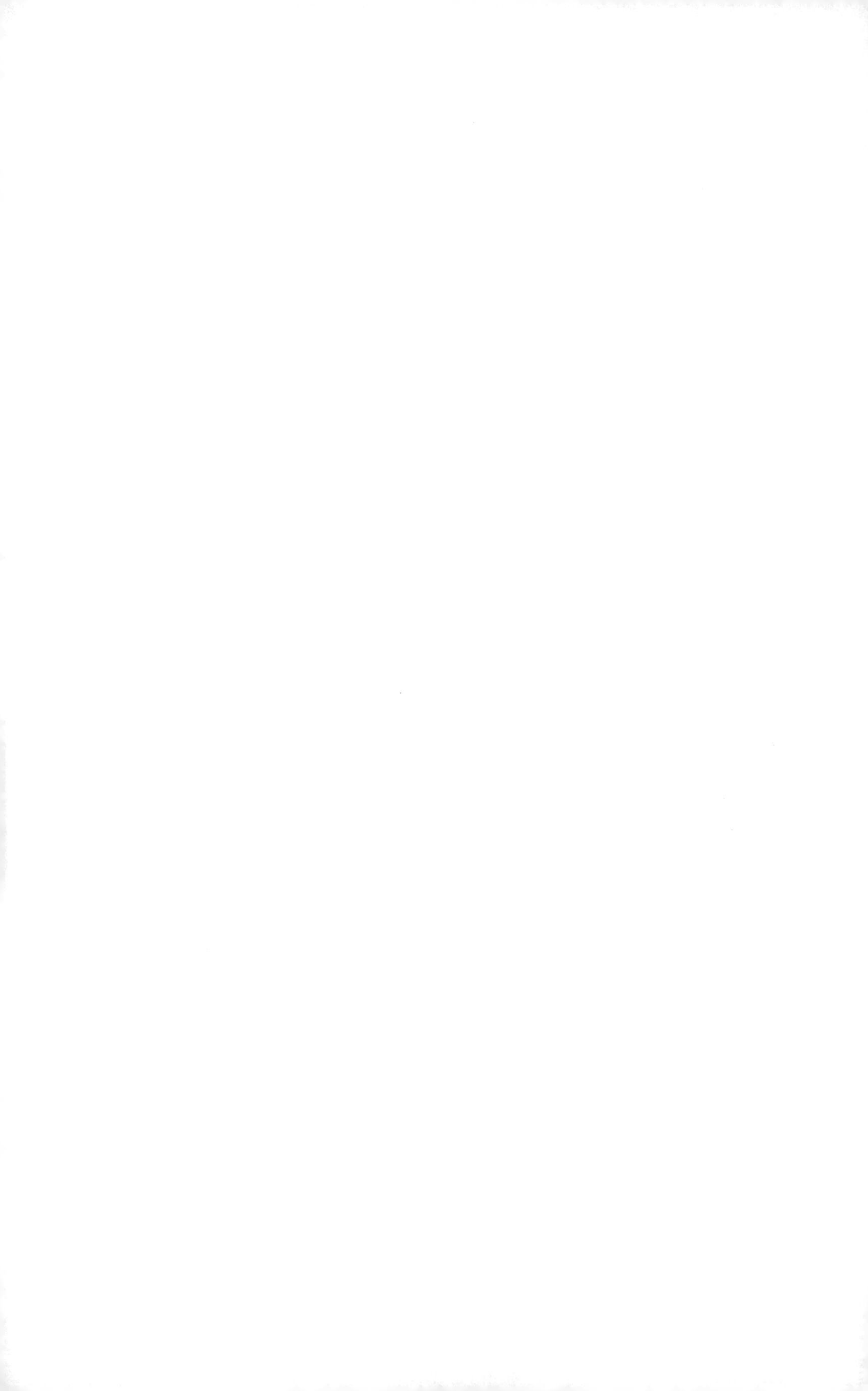